U0879005

原著者简介

Sabrina Nour 在加拿大卫生部（加拿大食品药品监管部门）生物制品和基因治疗产品局（Biologic and Genetic Therapies Directorate，BGTD）担任临床评估员，其职责是审查生物制品的疗效与安全性。她毕业于渥太华大学，获得流行病学硕士学位，并获得人口健康与风险评估管理资格认证。其研究方向是药物流行病学、药物警戒以及卫生政策对人群的影响。

Plourde 博士是加拿大卫生部 BGTD 的生物制品资深临床评估员。他同时也是蒙特利尔大学临床药理学与生理学系副教授和渥太华大学医学院体力活动科学学院副教授。Plourde 博士具有蒙特利尔大学医学博士学位，并在拉瓦尔大学获得基础医学博士学位，研究 1 型糖尿病药物研发相关的生理学问题。他在高水平学术期刊上发表了多篇论文，且多次在国内外知名学 / 协会做学术报告。此外，在生物制品在临床研究和（或）获批上市后阶段的药物不良反应管理领域，Plourde 博士还为许多学生和从业人员提供过指导。

药物流行病学与药物警戒
——协同促进药品安全性研究
Pharmacoepidemiology and Pharmacovigilance
——Synergistic Tools to Better Investigate Drug Safety

原　著　Gilles Plourde　Sabrina Nour
主　审　詹思延（北京大学公共卫生学院）
　　　　史录文（北京大学药学院）
主　译　孙　凤（北京大学公共卫生学院）
　　　　管晓东（北京大学药学院）
副主译　杨智荣（深圳理工大学计算机科学与控制工程学院）
　　　　赵厚宇（北京大学第三医院）
　　　　胥　洋（北京大学药学院）
译　者（以姓名汉语拼音排序）
白朝辉（北京大学药学院）
陈晓薇（北京大学公共卫生学院）
陈　欣（北京大学公共卫生学院）
傅孟元（北京大学药学院）
管晓东（北京大学药学院）
郭金鑫（北京大学公共卫生学院）
季栋泽（北京大学药学院）
刘凤琪（北京大学公共卫生学院）
刘诗迪（深圳理工大学计算机科学与控制工程学院）
孙　凤（北京大学公共卫生学院）
陶一鸣（北京大学公共卫生学院）
吴昀效（北京大学公共卫生学院）
胥　洋（北京大学药学院）
杨君婷（北京大学公共卫生学院）
杨智荣（深圳理工大学计算机科学与控制工程学院）
于业贤（海南大学信息与通信工程学院）
章　萌（北京大学公共卫生学院）
赵厚宇（北京大学第三医院）

北京大学医学出版社

YAOWU LIUXINGBINGXUE YU YAOWU JINGJIE——XIETONG CUJIN YAOPIN ANQUANXING YANJIU

图书在版编目（CIP）数据

药物流行病学与药物警戒 ： 协同促进药品安全性研究 / (加) 吉勒·普卢尔德 (Gilles Plourde)，(加) 塞布丽娜·努尔 (Sabrina Nour) 原著 ； 孙凤， 管晓东主译. -- 北京 ： 北京大学医学出版社， 2025. 7.

ISBN 978-7-5659-3391-2

Ⅰ. R181.3； R954

中国国家版本馆CIP数据核字第2025F7T878号

北京市版权局著作权合同登记号：图字：01-2024-6104

Pharmacoepidemiology and Pharmacovigilance: Synergistic Tools to Better Investigate Drug Safety
Gilles Plourde and Sabrina Nour
ISBN:978-0-12-816183-8
Copyright © 2019 Elsevier Inc. All rights reserved, including those for text and data mining, AI training, and similar technologies.
Authorized Chinese translation published by Peking University Medical Press.

药物流行病学与药物警戒——协同促进药品安全性研究（孙凤 管晓东 主译）
ISBN:978-7-5659-3391-2
Copyright © Elsevier Inc. and Peking University Medical Press. All rights reserved.
No part of this publication may be reproduced or transmitted in any form or by any means, electronic or mechanical, including photocopying, recording, or any information storage and retrieval system, without permission in writing from Elsevier Inc. Details on how to seek permission, further information about the Elsevier's permissions policies and arrangements with organizations such as the Copyright Clearance Center and the Copyright Licensing Agency, can be found at our website: www.elsevier.com/permissions.
This book and the individual contributions contained in it are protected under copyright by Elsevier Inc. and Peking University Medical Press (other than as may be noted herein).

This edition of Pharmacoepidemiology and Pharmacovigilance: Synergistic Tools to Better Investigate Drug Safety is published by Peking University Medical Press under arrangement with Elsevier Inc.
This edition is authorized for sale in China only, excluding Hong Kong, Macau and Taiwan. Unauthorized export of this edition is a violation of the Copyright Act. Violation of this Law is subject to Civil and Criminal Penalties.

本版由 Elsevier Inc. 授权北京大学医学出版社在中国大陆地区（不包括香港、澳门以及台湾地区）出版发行。
本版仅限在中国大陆地区（不包括香港、澳门以及台湾地区）出版及标价销售。未经许可之出口，视为违反著作权法，将受民事及刑事法律之制裁。
本书封底贴有 Elsevier 防伪标签，无标签者不得销售。

注意

本书涉及领域的知识和实践标准在不断变化。新的研究和经验拓展我们的理解，因此须对研究方法、专业实践或医疗方法作出调整。从业者和研究人员必须始终依靠自身经验和知识来评估和使用本书中提到的所有信息、方法、化合物或本书中描述的实验。在使用这些信息或方法时，他们应注意自身和他人的安全，包括注意他们负有专业责任的当事人的安全。在法律允许的最大范围内，爱思唯尔、译文的原文作者、原文编辑及原文内容提供者均不对因产品责任、疏忽或其他人身或财产伤害及（或）损失承担责任，亦不对由于使用或操作文中提到的方法、产品、说明或思想而导致的人身或财产伤害及（或）损失承担责任。

药物流行病学与药物警戒——协同促进药品安全性研究

主　　译：孙　凤　管晓东
出版发行：北京大学医学出版社
地　　址：（100191）北京市海淀区学院路 38 号　北京大学医学部院内
电　　话：发行部 010-82802230；图书邮购 010-82802495
网　　址：http://www.pumpress.com.cn
E - mail：booksale@bjmu.edu.cn
印　　刷：中煤（北京）印务有限公司
经　　销：新华书店
策划编辑：董采萱
责任编辑：靳　奕　**责任校对**：靳新强　**责任印制**：李　啸
开　　本：710 mm × 1000 mm　1/16　**印张**：11.75　**字数**：230 千字
版　　次：2025 年 7 月第 1 版　2025 年 7 月第 1 次印刷
书　　号：ISBN 978-7-5659-3391-2
定　　价：68.00 元
版权所有，违者必究
（凡属质量问题请与本社发行部联系退换）

译者前言

随着全球医疗体系的快速发展，药物在疾病预防、治疗和管理中的作用愈发关键。药物的研发和应用不仅推动了医学的进步，也极大地改善了患者的生活质量。然而，药物的不良反应及其相关风险依然是公共卫生和临床实践中的重要挑战。如何在提高治疗效果的同时最大程度降低用药风险，已成为医学界、制药行业和监管机构共同关注的重点问题。从药物研发到上市后的监测，各个环节都需要多学科协作和创新方法的支持，以确保药物的安全性和有效性。

药物流行病学与药物警戒正是在这一背景下应运而生的一门学科。它通过整合流行病学、药理学、生物统计学等多领域知识，系统研究药物使用中的风险与获益，并为制定科学的监管政策提供了坚实依据。作为一门跨领域的应用科学，药物流行病学与药物警戒不仅聚焦于学术研究，还强调其在公共卫生、临床实践和药品监管中的实际作用，为保障药物的安全使用提供了重要支撑。

本书由 Sabrina Nour 和 Gilles Plourde 主编，是一本系统梳理药物流行病学与药物警戒核心概念和方法的权威著作。书中全面介绍了这一领域的基本理论和实践应用，内容涵盖流行病学研究设计在药物安全监测中的应用、不良反应信号的识别与因果关系的建立，以及药物警戒策略在实际场景中的有效实施。这些内容既反映了学科发展的最新动态，也为研究者解决实际问题提供了可操作的参考框架。同时，本书还讨论了这一领域所面临的诸多挑战，例如如何优化研究设计以减少偏倚、如何更准确地识别和验证安全性信号，以及如何在伦理和社会约束下推进药物安全性的改进。

在翻译本书的过程中，我们深刻感受到其在药物安全领域的实践价值。本书不仅系统梳理了理论知识，还通过精选的经典案例，展示了药物流行病学与药物警戒在真实世界中的具体应用。这些案例生动地揭示了这一学科在药物全生命周期管理中的关键作用，从药物研发初期的安全性探索到上市后的监测和风险管理，贯穿始终。通过阅读本书，读者不仅可以掌握学科的核心理论与方法，还能深刻体会到这一领域对患者安全和公共健康的深远影响。

为了更好地呈现原著的深意，我们在翻译时力求语言表达流畅自然，内容精准易懂。这一努力旨在帮助读者更全面地理解书中内容，并将其应用到具体实践中。我们期待，本书不仅能成为药物流行病学研究者、教育者、医护人员和药品监管决策者的重要参考工具，也能激励更多人投身于这一意义深远的领域，为推动药物安全研究的创新与发展贡献力量。

在此，我要向原著作者 Sabrina Nour 和 Gilles Plourde 表达最诚挚的感谢，他们卓越的工作为本书的出版打下了坚实基础。同时，也要感谢参与翻译工作的团队成员，以及在翻译过程中给予支持和建议的同仁们。我们也深知，由于水平所限，书中难免存在不足或疏漏之处，恳请读者批评指正。

愿这本书能为读者深入探索药物流行病学与药物警戒领域架起桥梁。让我们共同携手，为用药安全乃至人类健康保驾护航。

译者

2024 年 12 月

原著前言

药物无疑改变了我们处理、治疗和管理各种健康问题的方式。尽管药物有其益处，但它们也可能导致许多健康问题、残疾、住院时间延长，甚至死亡。然而，我们必须注意到，它们引起的不良反应往往是可预防的[1-2]。

在一些国家，药物不良反应是十大死因之一，这凸显了尽可能有效处理药物安全问题的重要性。例如，美国药物不良反应导致的死亡排在第四至第六顺位。据估计，1994 年美国药物不良反应导致的死亡约 106 000 例，仅次于心脏病（743 460 例死亡）、癌症（529 904 例死亡）和卒中（150 108 例死亡），但高于肺疾病（101 077 例死亡）[3]，排第四位。Ross Baker 等[4]指出，在加拿大 2000 年的急诊住院患者中，有 7.5% 的患者出现一种或多种药物不良反应，其中 36.9% 是可预防的。

2002 年发表的一项 Meta 分析也显示 4.9% 的住院与药物不良反应有关，尽管单项研究的估计结果从 0.2% 到 41.3% 不等[5]。这项 Meta 分析显示，28.9% 的导致住院的药物不良反应被认为是可以预防的。

在 2012 年，另一项 Meta 分析[6]排除了与不依从和超剂量有关的药物不良反应，纳入 16 项共计 48 797 名急诊就诊或新入院患者的研究，以及 8 项共计 24 128 名已经入院患者的研究。该研究显示，2% [95% 置信区间（CI）为 1.2% ~ 3.2%] 的急诊就诊或入院与药物不良反应相关，其中 52%（95%CI 为 42% ~ 62%）的药物不良反应是可以避免的。

在针对已经入院患者的 8 项研究中，1.6%（95%CI 为 0.1% ~ 51%）的患者在住院期间出现了药物不良反应，其中 45%（95% CI 为 33% ~ 58%）可以避免。这项 Meta 研究显示，药物不良反应是致病的重要原因，无论患者是否住院，他们出现的药物不良反应中约 50% 都可以避免。

Thomsen 等[7]通过对 29 项研究进行系统综述，发现药物不良反应在门诊患者中也很常见，许多药物不良反应可能导致可以避免的住院。

此结果与 Pirmohamed 等[8]先前开展的研究一致。其结果显示，门诊患者也存在较高的药物不良反应风险，并建议在医疗保健系统的不同层级（包括急诊就诊的患者，因为几乎每 9 次急诊就诊中就有一次是由药物不良反应引起的，并且其中高达 68% 的不良反应被认为是可以避免的）采取措施来预防这些药物不良反应。

总之，由于在住院或门急诊患者中的药物不良反应是可以预防的，因此有必要采取措施，在药物全生命周期中更好地预防药物不良反应。本书旨在讨论如何通过结合药物流行病学原理与药物警戒，更好地分析和管理这些药物不良反应。

近期研究显示，1/3 的住院病例由药物不良反应引起，平均住院时间为 3.1 天[9-10]。在一些国家，药物相关并发症所致的住院费用可以达到卫生预算的 10% ～ 20%[8,11-12]。

2001 年，在美国，药物引起的疾病和死亡成本超过了 1774 亿美元。自 1995 年以来，与药物不良反应相关的费用负担增加了一倍多；事实上，药物引起的疾病和死亡的成本超过了药物治疗本身的成本[13]。

世界卫生组织（World Health Organization，WHO）的最新估计揭示了其他一些国家的药物不良反应存在类似的影响，即也有 15% ～ 20% 的卫生预算用于药物引起的相关问题。这表明该现象不仅存在于加拿大或美国，而且在全球范围内普遍存在。

毫无疑问，一些不能忽视的丑闻和悲剧［如 1962 年的沙利度胺（Thalidomide）、2010 年的诺美婷（Meridia）、2004 年的万络（Vioxx）和 2009 年的瑞体肤（Raptiva）］极大地影响了舆论以及公众对医疗保健系统的信任度[14]。本书的主要目的是讨论在药物全生命周期中预防不良反应的策略，从而为各方合作伙伴（包括大学生、医生、药剂师、护士以及公众）提供可能增强药物使用安全性的工具。本书也希望让患者能够了解所使用的这些药物，并增强公众对医疗保健系统的信心。

在药物生命周期中持续评估其获益 - 风险比，并应用综合的药物安全监测策略，可以显著减少药物不良反应的大部分影响。在加强药物不良反应预防的背景下，更好地利用已有的药物流行病学和药物警戒工具，可帮助实现上述目标。

药物流行病学和药物警戒的诞生可以追溯到 20 世纪 60 年代初。随着人们对药物不良反应的担忧不断增长，开发药物上市前和上市后安全性研究的方法显得尤为必要。

显然，20 世纪 50 年代末的沙利度胺灾难事件以及 20 世纪 60 年代初的其他事件加强了制药行业在其药物批准前后提供安全性证明的要求。1960 年，美国食品药品监督管理局（Food and Drug Administration，FDA）、欧洲药品管理局（European Medical Agency，EMA）、加拿大卫生部、WHO 和其他监管机构开始收集药物不良反应报告。这些报告系统后续得到了进一步的发展，药物流行病学和药物警戒也逐渐发展成为新的学科。

在 20 世纪的最后几十年里，药物流行病学和药物警戒从只关注于上市前和上市后药物不良反应和风险关联研究，扩展到用药的其他临床结局和卫生经济方面。

为了撰写这本书，我们首先进行了文献检索，主要涵盖 2006 年 1 月至 2017 年 1 月期间发表的相关文献。我们的研究重点包括以下几个主题：①药物的副作用预防；②药物警戒和药物流行病学；③药物、生物制品、药品、生物仿制药和仿制药的生命周期。我们挑选了最新发表的文章以更好地反映研究现状。

所选文献来自于 Scopus 和 Medline，在某些情况下也包括 Cochrane 系统综述数据库。本书还附有对加拿大卫生部、FDA、EMA、WHO、国际人用药品注册技术协调会议（International Conference on Harmonisation，ICH）等组织的各种指南文件的简要讨论。

在本书中，我们的目标不是呈现所有这些指南文件的内容，而是将这些文件的要点提取出来，使读者能够作为参考，增加知识并提升他们对本书主题的理解。这些指南将在书的末尾呈现，以便读者在需要时通过电子资源进一步了解相关细节。

参考文献

1. Brennan TA, Leape LL, Laird MM, et al. Incidence of adverse events and negligence in hospitalized patients. Results of the Harvard Medical Practice Study 1. *N Eng J Med.* 1991;324:370–377.
2. Wilson RM, Runciman WB, Gibberd RW, et al. The quality in Australian Health Care Study. *Med J Aust.* 1995;163:458–476.
3. Lazarou J, Pomeranz BH, Corey PN. Incidence of adverse drug reactions in hospitalized patients: a meta-analysis of prospective studies. *J Am Med Assoc.* 1998;279:1200–1205.
4. Ross Baker G, Norton PG, Flintoft V, et al. The Canadian Adverse Event Study: the incidence of adverse events among hospital patients in Canada. *CMAJ.* 2004;170:1668–1686.
5. Beijer HJ, de Blacy CJ. Hospitalisation caused by adverse drug reactions (ADR): a meta-analysis of observational studies. *Pharm World Sci.* 2002;24:46–54.
6. Hakkarainen KM, Hedna K, Petzold M, Hagg S. Percentage of patients with preventable adverse drug reactions and preventability of adverse drug reactions: a meta-analysis. *PLoS One.* 2012:1–9.
7. Thomssen LA, Winterstein AG, Sondergaard B, et al. Systematic review of the incidence and characteristics of preventable adverse drug events in ambulatory care. *Ann Phramacother.* 2007;41:1411–1426.
8. Pirmohamed M, James S, Meakin S, et al. Adverse drug reactions as cause of admission to hospital: prospective analysis of 18 820 patients. *BMJ.* 2004;329:15–19.
9. Classen DC, Resar R, Griffin F, et al. 'Global Trigger Tool' shows that adverse events in hospitals may be ten times greater than previously measured. *Health Aff.* 2011;30:581–589.
10. Hug BL, Keohane C, Seger DL, et al. The cost of adverse drug events in community hospital. *J Comm J Qual Patient Saf.* 2012;38:120–126.
11. Patel H, et al. Trends in hospital admissions for adverse drug reactions in England: analysis of national hospital episode statistics 1998–2005. *BMC Clinical Pharmacology.* 2007;7:9.
12. Imbs J, Pouyanne P, Haramburu F, et al. Adverse drug reactions : prevalence in French public hospitals. *Therapie.* 1999;52:21–27.
13. Ernst FR, Grizzle AJ. Drug-related morbidity and mortality: updating the cost-of-ilness model. *J Am Pharm Assoc.* 2001;41:192–199.
14. Herder M, Gibson E, Graham J, et al. Regulating prescription drugs for patient safety: does Bill C-17 go far enough? *CMAJ.* 2014;186:E287–E292.

目　录

1 引 言

流行病学是一门通过运用生物科学、社会科学、概率论和统计学的知识，研究和量化人类健康问题的发生和原因的科学学科[1-4]。虽然有许多定义用来描述流行病学一词，但几乎所有这些定义都涉及流行病学研究的以下 3 个主要目标：

（1）描述人类或特定人群中健康问题的分布和发生频率。

（2）分析确定众多健康问题的原因和危险因素。

（3）评估在特定人群中对特定健康问题的干预效果[2,5-6]。

要全面了解流行病学概念，建议读者参考以下书籍：《现代流行病学》（第 3 版，*Modern Epidemiology*，Rothman 等著）和《基础流行病学》（第 5 版，*Epidemiology for the Uninitiated*，Coggon 等著）。

请注意，流行病学的定义比较宽泛，因为它在研究各种健康问题方面都具有广泛的应用，从而衍生出了更小但更聚焦的分支。例如，药物流行病学就是其中一个分支，也是本书的重点所在。第 5 版《流行病学词典》中对药物流行病学进行了全面的定义，如下所述："药物流行病学是研究药物相关事件在人群中的分布和决定因素，以进行有效的药物治疗的学科。运用流行病学知识、方法和推理来描述、解释、控制和预测药物、疫苗及相关生物制品在人群中的使用和效应（有益的和有害的）……""药物流行病学还通过了解疾病发生及其原因、健康状态分布和医疗保健系统运作，推动药理学、公共卫生和其他卫生科学领域的发展。"[2]

上文提到，药物流行病学研究药物在人群中的使用及效应。正如本书将要讨论的，药物流行病学所使用的研究设计与临床流行病学的其他领域并没有太大的区别。然而，这两门定量学科之间存在以下 3 个关键的差异：

（1）药物流行病学研究通常在药物获得上市批准后进行，而且在上市前通常只会研究约 500 ~ 3000 名患者。因此，为了获取有用新信息，药物流行病学研究通常需要包括更多的患者（取决于适应证），并且必须对其进行更长时间的随访。

（2）由于在药物上市前已经进行了至少一项随机对照试验（randomized control trial，RCT）（或关键性试验），药物流行病学研究很少使用 RCT 的研究设计，因为许多与上市前 RCT 研究相同的局限性也会存在于任何上市后的 RCT 研究，这不会为获得有用新信息提供帮助。例如，由于 RCT 不是研究罕见不良反应的有效手段，因此药物罕见不良反应通常不在此类试验的考虑之内。

（3）由于药物流行病学问题往往源自监管和公共卫生问题，因此常需要迅速获得答案。对大规模样本快速开展研究的需求催生了一系列特殊方法，这些方法已经成为药物流行病学领域的特色。

第二个与药物不良反应管理密切相关的协同学科是药物警戒。药物警戒被定义为发现、评估、认识和预防药物不良反应或其他任何与之相关的安全问题（对药物的不耐受、未经授权的使用或误用、治疗错误、药物依赖、耐药性、药物滥用等）的科学研究和活动。请参阅第二章和附录 1，更深入地了解与药物警戒相关的术语。

为了减少药物不良反应，加拿大卫生部、FDA、EMA 等监管机构已制定了药物警戒计划，用于评估、控制和监测这些药物不良反应，包括批准后的监测计划。需再次提醒，在附录 1 的术语表中包含的信息将有助于深入理解药物警戒相关内容。

众所周知，许多药物不良反应在药物上市后的多年内仍未被发现。因此，了解其在长期和特定人群中的使用情况至关重要。通常，一些具有高危因素的人群会被临床试验方案排除在外，这些高危因素包括高危年龄（如幼儿和老年人）、特殊情况（怀孕或哺乳的妇女或不同种族或族裔的人）、特定状况（遗传多态性携带者）或特殊健康条件（复杂病理学、多药治疗）等。然而，当药物获批进入市场后，所有这些患者都可能会使用该药物，因此为他们建立一个有效的药物警戒计划至关重要。因此，新药必须在实际使用条件下进行有效性和安全性监管，即在获批上市后及全生命周期内实施适当的药物警戒计划（图 1.1）。

本书对常用于药物不良反应被动和主动监测的各种流行病学工具或研究设计进行了综述，也讨论了每种工具和设计的优缺点。

本书也对药物流行病学研究的主要挑战进行了介绍，并将重点放在与偏倚和混杂因素相关的问题上。这些问题不仅会干扰研究的实施，而且会影响对所获得数据的解释。

我们还将简要介绍药物流行病学研究中使用的数据库，并讨论其优缺点。需注意的是，在本书最后的药物流行病学术语表和药物警戒术语表汇总整理了书本所涉及的药物流行病学和药物警戒相关内容。

最后我们将提供案例报告，以更具体地说明药物流行病学和药物警戒在药物不良反应管理方面的协同作用。每个案例报告都包括了体现真实情景（不含有隐私信息）的问题，同时给出了适用于特定临床场景的答案，从而为更好地进行药物不良反应管理提供所有必要的工具。

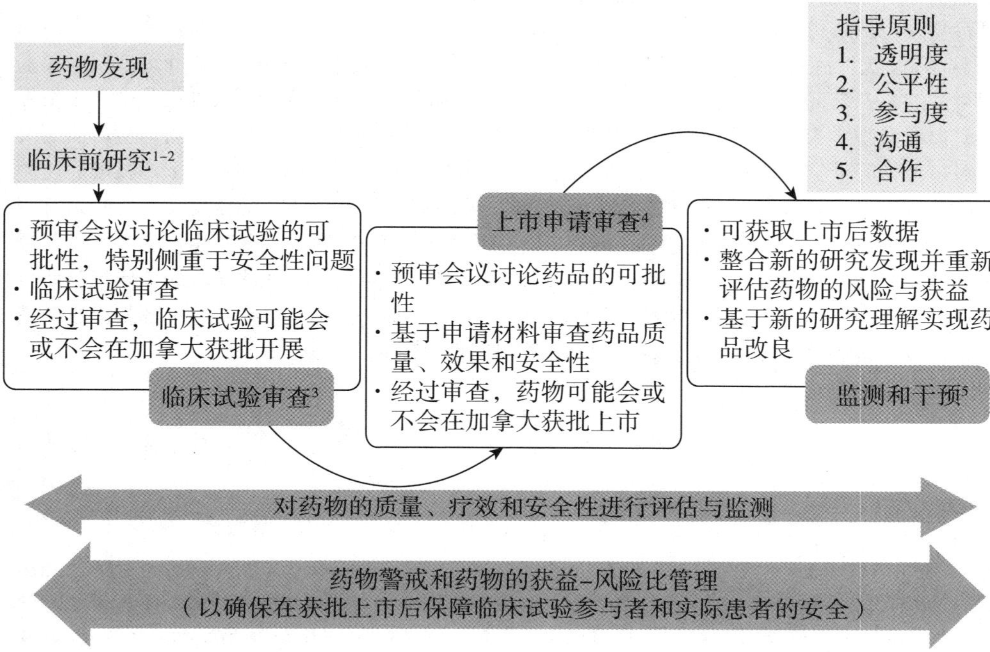

图 1.1 药物生命周期。1．经济合作与发展组织（Organization for Economic Co-operation and Development，OECD）良好实验室规范（Good Laboratory Practices，GLP）：OECD GLP 涉及分子及其对动物细胞、靶器官的影响和临床前研究的管理，涵盖了临床前研究数据分析、存档、计划、发表等与实验室活动相关的方方面面。该规范第 1 点还包括 GLP 检查，以确保化学或生物物质的疗效和安全性方面结果的质量、可重复性和完整性。它还包括了来自加拿大卫生部《药品生产质量管理规范》（*Good Manufacturing Practice*，GMP）的最佳实际用途以及 GMP 检查，以确保所选用于生产的材料的质量，并确保包装、标签、测试、分发、进口和销售符合既定技术标准（欲获取更多信息，请参阅“读者资源”部分的相关指南）。2．附加工具：这些工具包括对制药和生物技术制品进行临床前安全性评估的国际人用药品注册技术协调会议（ICH）-M3（R2）和 S6（R1）指南。还有许多其他 ICH 指南讨论了临床前安全性研究（药理学、靶器官毒性、生殖毒性、基因毒性、致癌性、最大耐受剂量、无毒性效应等），见 http：//www.ich.org/products/guidelines/safety/article/safety-guidelines.html（此信息用于估算人类临床试验的初始安全剂量，并确定医学随访潜在不良反应的参数）。3．《食品和药品管理条例》（*Food and Drug Regulations*）第 5 章的“药物临床试验质量管理规范”、ICH-E6《药物临床试验质量管理规范指南和审查指南》：这些措施旨在确保并验证在以人类为对象用药的临床、药理学、药代动力学或药效学数据的有效性，以便识别和报告不良反应，并研究药物的吸收、分布、代谢、疗效和效率。还包括了 ICH-E2A 指南关于强制向加拿大卫生部报告临床试验中观察到的所有严重和未能解释的不良反应的建议，其目标是确保临床试验参与者的安全性。4．《食品和药品管理条例》第 8 部分和加拿大卫生部药品申请管理指南：这些工具用于确定必须提交和评估的内容，以确认药物的质量、疗效和安全性（获益 - 风险比）能否支持获批上市。其中包括：①有关药物的基本科学信息；②药物质量相关方面；③临床前研究；④药物的临床疗效和安全性；⑤有关获益 - 风险比的分析；⑥药物说明书、标签和患者信息手册；⑦风险管

理计划，包括药物警戒计划（如有必要）。批准上市后，生产企业必须采取必要措施确保药物获益 - 风险比保持其获益有利，并且通过对药物不良反应的被动和主动监测、年度或根据要求提供的综合安全报告（风险管理计划、定期获益 - 风险评估报告和药物研发期间安全性更新报告）以及对特定人群进行上市后Ⅳ期试验、注册研究等额外研究，来保证药物全生命周期安全风险可被降低、管理和警示。5．良好的药物警戒实践和检查：用于在获得上市批准后监测药物的安全性、疗效和质量。该活动包括监测、预防和重新评估药物不良反应，并必须符合《食品和药品管理条例》的规定（请参见 C.01.016 至 C.01.020 节），即要求生产企业根据其严重和新发程度及时向加拿大卫生部报告不良反应、任何药物问题以及药物获益 - 风险比的所有变化。根据监测结果，药物使用条件可能会发生变化和修改，甚至可能被卫生部暂停或撤销上市授权。该活动的目标是确保患者在实际使用药物过程中的安全性。

（郭金鑫 译，孙 凤 校）

参考文献

1. Coggon D, Rose G, Barker D. *Epidemiology for the Uninitiated*. 5th ed. London: BMJ; 2003.
2. Porta M, ed. *A Dictionary of Epidemiology*. 5th ed. New York: Oxford University Press; 2008.
3. Rothman KJ, Greenland S, Lash TL. In: Rothman KJ, ed. *Modern Epidemiology*. 3rd ed. Philadelphia, PA: Lippincott, Williams & Wilkins; 2008.
4. World Health Organization. http://www.who.int/topics/epidemiology/en/.
5. Strom B, Kimmel S, Hennessy Sean, eds. *Textbook of Pharmacoepidemiology*. 2nd ed. Sussex: John Wiley & Sons; 2013.
6. Yang Y, West-Strum D. *Understanding Pharmacoepidemiology*. New York: McGraw-Hill Medical; 2010.

2 药物警戒

2.1 概述

药物警戒是与检测、评估、理解、预防不良反应有关的和其他与药物安全问题有关的科学和活动。与此定义相应，药物警戒的基本目标是在药物的全生命周期内防止其在上市许可条款规定之内或之外使用时引起不良反应，对人体造成损害。

药物警戒主要是通过向患者、医务人员和公众及时提供有关安全性的信息，促进药物的安全和有效使用。因此，药物警戒是一项有助于保护患者和维护公众健康的活动。

药物警戒也涉及许多其他问题，包括用药错误、缺乏疗效的报告、超说明书用药、急性和慢性中毒、药物相关死亡率评估、药物的滥用和误用，以及药物之间或药物与其他化学物质之间的不良相互作用（见附录 1）。

药物警戒研究可以采用临床、流行病学、实验性（如在动物身上重现不良反应，以便更好地了解作用机制和确保安全）或诊断性（如归因法）的方法。

药物警戒的最终目标是在药物全生命周期内持续地准确描述和优化它的获益 - 风险比。

2.2 药物警戒的目标

一种药物一旦进入市场，就离开了临床试验的研究性和限制性环境，可以合法地供公众使用。然而，在临床试验阶段，大多数药物的有效性和安全性仅在相对较短的时间内进行了评估，并且仅在数量相对有限且严格筛选的患者中进行了评估（附录 2 介绍了新药研发的过程和每个阶段参与者的选择）。因此，除了临床试验中推荐的监测，必须在实际使用条件下评估新药的有效性和安全性，即获批上市后的警戒和监测。历史上严重的药害事件悲剧，例如本书前言中提到的案例，提醒我们这些药物警戒措施的重要性。

根据 WHO（2004 年）[1]、Eurasanté（2006 年）[2]、药物警戒框架（2012 年）[3] 和 Dugair（2009 年）[4] 等的文件，药物警戒的主要目标是[1-4]：①改善患者和公众的照护情况和安全水平；②协助评估药物的有效性和安全风险，并促进这些药物的安全、合理和更有效地使用（包括从经济学角度考虑）；③促进相关方面的教育和培训，以提高医务人员、患者和公众之间沟通的有效性。

2.3 药物生命周期

根据图 1.1，药物生命周期涉及一系列监管和监测措施，从表面看，这些措施可能显得繁琐和形式化，但这一概念在预防药物不良反应和维持药物在其整个生命周期内的正向获益 - 风险比方面具有重要意义。

这个生命周期包含药物上市前后的所有阶段，它包括以下步骤：

（1）药物的发现；

（2）临床前研究；

（3）临床试验；

（4）生产企业向药品监督管理机构提交药物信息，供其审批；

（5）是否允许销售该药的决定；

（6）药物的分销和销售；

（7）监测、检查和上市后调查。

这些措施的最终目标是确保患者不管是在临床试验过程中，还是在这些药物获得上市许可后的现实生活中，都能获得有效且安全的药物（见图 1.1）[5-6]。图 1.1 显示了监管机构一系列连续的监管措施，这些措施可以整合和利用药物在全生命周期中不断发展的信息。本书末尾的附录列出了与药物生命周期最相关的法规。

要了解药物生命周期的具体情况，请参阅第 4 章中的案例报告。

2.4 被动和主动监测的预防工具

本节的目的是简要概述一些主要用于药物不良反应的被动和主动监测的药物警戒工具（参见第 4 章有关药物不良反应主动和被动监测的具体案例）。

被动监测（药物警戒）主要由药物不良反应的自发报告、病例系列报告和年度安全性报告组成。而主动监测（药物警戒）主要由患者登记和药物流行病学研究组成（药物流行病学研究将在第 3 章中详细介绍）。值得一提的是，我们不应忽视被动监测，因为它能很好地帮助药物流行病学研究产生假设。

2.5 被动监测（药物警戒）

2.5.1 药物不良反应的自发报告

自发报告是医务人员或消费者主动向生产企业或监管机构（如加拿大卫生部）或其他组织（如 WHO、FDA、EMA、区域中心、毒物控制中心，以及其他相关机构）提供的信息，描述和报告患者使用一种或多种药物后的一种或多种不良反应，但这些报告不属于临床研究或任何有组织的数据收集系统所有。

这些自发报告在识别上市后安全性信号方面起着重要作用[7]。在许多情况下，生产企业或监管机构所收到的自发报告，可警示在临床试验或其他上市前研究中未观察到的罕见药物不良反应。自发报告还可能包含有关高危人群、危险因素和已知严重不良反应的临床特征的重要信息。第 4 章更详细地介绍了自发报告（药物警戒）在识别新的安全性信号中的作用。相关术语的详细信息请见附录 1。

Wise 等[8]指出，临床实践中药物不良反应报告构成了大多数药物安全问题预防系统的基础，监管机构使用这些数据库来存储和分析不良事件报告，从而对特定的药物不良反应进行最终的因果关系评估（附录 2 的药物流行病学术语表描述了因果关系评估方法的定义）。

例如，英国药品与保健产品管理局（Medicines and Healthcare products Regulatory Agency，MHRA）实行黄卡制度，供医务人员和患者报告药物不良反应。这些报告收集和存储在 MHRA 的数据库中。

FDA 也有类似的系统，药物相关的不良事件报告存储在 AERS（Adverse Event Reporting System），而 VAERS（Vaccine Adverse Event Reporting System）数据库用于报告与疫苗相关的不良事件。

加拿大药物警戒数据库由加拿大卫生部管理，存储药物有关的不良事件报告。这些系统本质上都是被动监测系统（有关这些数据库的作用的更多信息和具体案例见第 4 章）。

换言之，这些数据库没有选择性地纳入患者，也没有要求他们报告。它们的好处是在药物全生命周期中都能够发挥作用。

它们可用于产生安全性信号或识别与药物相关的罕见不良反应。不幸的是，这些数据库难以避免选择偏倚，存在报告率低且有大量报告不完整等问题，从而限制了其建立药物和不良反应间因果关系的能力[8-9]。这些将在下面进一步讨论。

尽管有这些局限性，我们不应该忽视自发报告系统的潜力，它可以产生药物使用和特定不良反应之间关联的假设，然后可以通过药物流行病学研究验证这些假设。简言之，这些自发的病例报告是药物不良反应警戒活动的起点：它们往往是促使药物流行病学研究的初始信号。

为了提高药物不良反应自发报告的效率，必须让生产企业、患者和医务人员合作，向加拿大卫生部等类似的监管当局发送详细和高质量的报告（见下文）。

2.5.1.1 从自发报告中识别安全性信号

为了弥补（至少在一定程度上）药物不良反应自发报告固有的局限，可以使用不同的流行病学方法来识别安全性信号（见第 3 章）。这些方法包括比值失衡、基于贝叶斯理论的数据挖掘和其他技术。然而，这些最新的技术应该始终与个案报告的分析结合使用（有关使用这些药物流行病学方法的具体案例，请参阅第 4

章中提供的相关案例报告）。

数据挖掘技术有助于利用统计方法对自发报告进行评估，以发现潜在信号，进行更深入的安全性评估。但是，这些工具不能量化风险的大小，因此在用于比较不同药物的风险时必须谨慎。

在解释这些方法产生的结果时，特别是对不同药物之间重要差异的解释时，应考虑到自发报告系统的局限性。此外，还应该考虑许多偏倚和潜在的混杂因素也可能与药物不良反应的自发报告有关。

必须对所有信号进行评估以发现可能存在的假阳性。此外，没有发现信号并不一定代表药物就没有需要追踪的安全问题。

2.5.2 病例系列报告

病例系列报告也可能提供药物与不良反应之间关联性的证据，但它们更重要的作用通常是提出药物使用与不良反应之间存在关联的假设，然后可以使用后面介绍的某种药物流行病学设计对其进行验证。

已知有一些特定的不良事件[7]最常与生物制品相关，例如自身免疫反应、纯红细胞再生障碍（参见第 4 章中的案例报告 7）、史 - 约综合征、进行性多灶性白质脑病（progressive multifocal leukoencephalopathy，PML）等[7]。

因此，当有这些事件的自发报告时，生产企业应更加重视这些报告，进一步开展快速和详细的跟踪调查。他们还可以通过适当的药物流行病学设计，进一步验证药物使用与特定的药物不良反应之间是否存在真正的因果关系。

2.5.3 因果关系评估

因果关系评估用来确定疑似药物不良反应和药物使用之间因果关系的概率。因果关系分析需要回答以下问题：因素 A（药物 A）是否是引起事件 B（例如贫血）的原因？在所有情况下，为使因果关系成立，暴露（药物 A）必须先于不良事件（贫血）发生。这里贫血只是一个例子，任何其他不良事件也可以作为例子。

因果关系可以在个体水平上进行分析，需要回答的问题是：本研究中使用的药物是否引起了在该患者观察到的贫血事件？或者，在人群水平上来评估，需要回答以下问题：使用这种药物是否会增加患贫血的风险？

如果某一事件的发生需要某一因素的存在，则该因素被称为“必要因素”（即该因素在所有出现贫血的个体中均存在，但其存在并不必然导致贫血的发生）。

另一方面，如果某种因素的存在必然导致贫血发生，则该因素被称为“充分因素”（在这种情况下，所有暴露于该因素的人都会出现贫血，但这并不一定意味着所有出现贫血的患者中都具有该因素)。

更常见的（特别是在药物流行病学中）是多因素因果关系，其中有多个因素被确定为独立或不独立地增加贫血发生的风险，而其中任何一个因素本身都不是必要的或充分的因素。

从最严格的意义上讲，只有进行随机对照临床试验，并且观察到暴露与事件之间存在统计学上显著的关联，才能让我们得出因果关系的结论。

在观察性流行病学或药物流行病学研究中（第 3 章讨论），缺乏强有力的实验设计限制了因果推断的真实性，主要是因为可能存在偏倚和混杂因素。

如第 4 章案例报告 3 所示，我们可以用特定的量表来评估药物不良反应与特定药物关联性的概率。Naranjo 等创建了 Naranjo 概率量表，该量表由 10 个问题（每个问题回答是、否或不知道）组成。每个回答被分配不同的权重，更重要的问题会被赋予更高的权重。

这样会产生一个加权评分，临床医生可以据此判断每个病例的因果关系，如：不太可能（0）、可能（1 ~ 4）、很可能（5 ~ 8）或确定（> 9）[10]。

2.5.4 总结报告

随着制药业的全球化和一些药物因安全性原因退出市场，加拿大卫生部、FDA、EMA 等监管机构已经认识到需要更好地规划和实施药物不良反应的早期警戒活动，最好是在批准上市之前，并持续至药物的全生命周期。

为了方便生产企业的工作，ICH 制定了各种指导文件和指南，生产企业可在遵守食品与药品相关法案和法规的前提下将其用于药物不良反应的警戒活动。可从以下网站获得更多有关这些 ICH 指南的信息：https://www.ich.org/page/safety-guidelines。

根据《食品和药品管理条例》C.01.018 条，生产企业应每年编制一份报告，汇总当年收到的关于药物不良反应的信息。生产企业必须明确规定年度报告所涵盖的 12 个月期限 [有关药物生命周期的法规（包括总结报告）的更多讨论，见附录 3]。

此外，根据《食品和药品管理条例》C.01.019 条，为了评估药物的安全性和有效性，加拿大卫生部可以书面要求生产企业就某个具体关注的问题（如果存在的话）提交一份总结报告。在这两种情况下，总结报告必须由生产企业在当地保存或易于获取，并且必须在收到要求后的 30 日内提交给加拿大卫生部（或其他监管机构）。

当加拿大卫生部（或其他监管机构）要求生产企业提供年度安全报告时，加拿大卫生部（或其他监管机构）可根据具体的需求来要求不同形式的报告，生产企业最好根据 ICH 指南中规定的格式和标准提交以下每个文件：定期安全性更新报告（Periodic Safety Update Reports，PSURs）、定期获益 - 风险评估报告（Periodic Benefit-Risk Evaluation Reports，PBRERs）、风险管理计划（Risk Management Plans，RMPs）和研发期间安全性更新报告（Development Safety Update Reports，DSURs）。以下各节将对这些报告逐一进行介绍。

2.5.4.1 定期安全性更新报告

PSUR 是对已上市药物的安全性数据进行定期且完整评估的一份独立文件。其格式和内容提供了对药物的获益 - 风险比的评估，由上市许可持有人在批准上市后的某规定时间点提交。

PSUR 也是关于药物的国际数据的安全性摘要，用于促进生产企业与加拿大卫生部等监管机构之间的批准后产品销售沟通。

根据《食品和药品管理条例》C.01.018 条（见附录 3），PSUR 需报告 12 个月内（通常基于药物在全球首次上市的日期）观察到的使用药物相关的不良反应。

此外，根据《食品和药品管理条例》C.01.019 条，加拿大卫生部（或其他监管机构）可以在较短的时间内，或者在出于安全考虑的情况下根据需要提出 PSUR 要求。还要注意，这些条款不仅限于 PSUR，也适用于其他总结报告（见附录 1）。

Klepper（2004）认为，PSUR 也是识别新的安全性信号的重要来源，是确定获益 - 风险比变化的一种方式，是向监管机构传达风险信息的有效途径，也是表明需要建立风险管理措施的指示信号。它也是跟踪和评估这些措施有效性的机制。

由于这些原因，PSUR 是不良反应的药物警戒的一个非常重要的工具。然而，这份文件在很大程度上取决于现有数据的质量。尽管它逐渐被 PBRERs 所取代，但它仍然被许多生产企业和加拿大卫生部（以及其他监管机构）继续使用。

2.5.4.1.1 定期安全性更新报告的作用

Ebbers 等通过一项药物流行病学横断面研究证实了 PSUR 在识别和预防药物不良反应方面的作用[11]。关于如何进行该横断面研究的细节介绍如下。

该横断面研究对 2008 年 7 月 1 日至 2010 年 6 月 30 日期间提交给 EMA 的 70 份 PSUR 进行了分析。在所有被调查的 PSUR 中，有 57 个（83%）被观察到存在可能的安全问题。其中，26 个（37%）导致了欧洲产品特性概要（Summary of Product Characteristics，SPC）警示内容的修改。与新药相比，授权超过 10 年的药物的安全问题要少得多（分别为 92% 和 60%，$P < 0.01$），并且需要更改 SPC 的情况也更少（分别为 46% 和 15%，$P=0.03$）。

作者还从药物流行病学横断面分析中得出结论，PSUR 促进了监管机构和生产企业之间关于药物生命周期中可能出现的安全问题的沟通。然而，对于上市很久的药物，来自 PSUR 的评估很少引起监管行动。

Bouvy 等通过比较两种监管情景——完整监管（提交 PSUR 和其他关于不良反应药物警戒的文件，包括药物不良反应自发报告、上市后安全性研究和风险管理计划）和有限监管（不提交 PSUR），分析了 1995—2009 年间在欧洲提交的所有生物制品 PSUR 的成本 - 效益 [12]。

结果显示，完整监管（包括提交 PSUR）相对于有限监管（不提交 PSUR）的成本 - 效益为 342 110 欧元 / 质量调整生命年。这表明使用该工具预防药物不良反应具有成本 - 效益 [12]。

2.5.4.2 定期获益 - 风险评估报告

如上所述，PSUR 的主要目标是根据目前对授权药物的已知情况提供定期和完整的安全性概述。然而，在评估药物的风险和获益时，还必须考虑到药物治疗的功效、使用限制、替代治疗和许多其他方面的信息。这就是 PBRER 的建议。考虑到只有对药物也进行获益评估，风险评估才具有真正的意义。因此与 PSUR 相比，PBRER 更关注获益（效力）。

2.5.4.2.1 定期获益 - 风险评估报告的作用

Furlan 考虑了各种 ICH 指南的主要安全性特征，如 PSUR、RMP 和 DSUR（见下文）[13]。他发现，这些不同的指南中所包含的主要要素和信息来源彼此之间有很大的重叠。那么在资源有限的情况下应该考虑什么问题？

作者建议减少这些重叠，因为所有这些定期“监管”报告都应该以单一文件的形式出现。对于药物的已识别风险和潜在风险，该报告应包括一切可能来源的可用信息。

这个文件应定期（每年）更新，或根据加拿大卫生部（或其他监管机构）的要求进行更新，以符合《食品和药品管理条例》C.01.018 条和 C.01.019 条的规定（见附录 1）。修订 ICH-E2C（R1）指南的原因之一是，希望通过减少编制各种监管文件所需的重复工作来提高效率。因此，修订该指南的目的是使 PBRER、DSUR 的相关部分和 RMP 的安全规范在内容上一致。尽管如此，PBRER 仍然是一个非常有用的工具，有助于产生药物使用与不良反应之间关联的假设，这些假设通过第 3 章中介绍的药物流行病学研究设计进行验证。

2.5.4.3 风险管理计划

RMP 是在临床试验期间执行的，与药物不良反应的检测、评估、理解、报告和预防有关的活动计划。该计划应尽早启动，并在研发新药或开发新适应证的整个过程中根据需要进行修改。

RMP 的总体目标是确保特定药物（或一系列药物）的获益尽可能在患者个体和目标人群层面超过风险。这可以通过增加获益或降低风险来实现。风险管理有 3 个相互关联和重叠的阶段：①描述药物的安全性概况，包括已知和未知的内容；②规划药物警戒活动，以确定风险特征和识别新的风险，并增加对药物安全性的总体了解；③规划和实施计划以尽量减少和减小风险，并评估这些活动的有效性。

严谨规划的针对药物不良反应的警戒活动，可降低药物的毒性风险，增加患者的获益。有关 RMP 内容和格式要求的更多信息以及 ICH-E2E 指南，请访问以下链接：https://database.ich.org/sites/default/files/E2E_Guideline.pdf。

该指南也用于获批上市后药物不良反应预防活动的规划。它还规定了设计和实施上市后药物流行病学研究（包括Ⅳ期研究）的 GCP 的原则。该指南由 3 个主要部分组成：①药物警戒规范；②药物警戒计划；③审批后药物安全性流行病学研究。

简而言之，RMP 是评估药物在全生命周期中获益 - 风险比和预防药物不良反应的一个非常重要的工具。即使以不同的方式呈现，这些主要组成部分也是本章提到的其他简要报告中应包括的内容。

2.5.4.3.1 风险最小化活动（措施）

一种干预措施，旨在预防或减少与药物相关的不良反应发生的可能性，或在发生不良反应时降低其严重程度。这些活动可能包括常规的风险最小化措施（如药物信息）或额外的风险最小化活动（如医务人员的信函，或者患者通信 / 教育材料）。

2.5.4.3.2 药物警戒规范

RMP 的这一部分提供了药物安全性的概要，并应包括关于药物的已知和未知内容。它应该是一个药物的重要已识别风险、重要潜在风险和缺失信息的汇总。它还应针对潜在风险人群（即可能使用药物的人群，包括说明书内用药和超说明书用药），以及值得进一步调查的突出安全问题，来完善对审批后获益 - 风险比的认识。

RMP 规定的内容可能包括但不限于：①确定临床前阶段的安全问题；②分析缺失的临床前数据；③评估临床试验中观察到的药物不良反应；④分析临床试验中发现的人类安全数据和药物不良反应发生频率；⑤分析需要在整个药物流行病学研究中进行更彻底评估的潜在药物不良反应，以阐明风险假设；⑥通过药物流行病学研究评估在上市前阶段未进行研究的人群；⑦分析文献记载的药物相互作用；⑧确定上市后可能发生的未知相互作用的可能性；⑨开展疾病流行情况的研究；⑩评估药物类别的影响。

对于其他安全性总结报告，RMP 是一个非常有用的工具，它能产生药物暴露与不良反应之间关联的假设。这些假设可以通过第 3 章中介绍的各种药物流行病学研究设计进行验证，第 4 章则给出了具体实例。

这些规范将帮助生产企业和监管机构确定在上市后期间需要收集和分析的所有特定数据。这也有利于制定涵盖药物全生命周期的不良反应的药物警戒计划。有关 RMP 内容和格式要求的更多信息，以及 ICH-E2E 相关指南，请访问以下链接：https://database.ich.org/sites/default/files/E2E_Guideline.pdf。

2.5.4.3.3 风险管理计划的作用

为了确定 RMP 能否有效提高药物安全性，Frau 等进行了一项药物流行病学研究，旨在描述 EMA 批准的 15 种药品的这些计划的特征及其对批准后药物警戒的影响[14]。该研究从 2006 年和 2007 年批准的 90 个新化学实体中选取了 15 个，并对其安全性及 RMP 内容进行了分析。

与这些药物上市后有关的所有安全性警戒通报也被考虑在内。对这些被评估的药物，总共实施了 157 项安全规范。其中 12 种欧洲药物出现了上市后安全问题，它们的 39 项 SPC 因此变更。这些变更中有 19 项（49%）涉及了 RMP 没有提供的安全性特性。此外，15 种已被评价药物中，有 6 种已发表了 9 份安全性通报[14]。

药物流行病学研究表明，RMP 是预防与药物相关的不良反应的有效工具，但 RMP 提供的一些活动似乎不足以应对与药物相关的所有潜在风险。

作者补充，当药物评估不足却过早获得上市许可时，临床医生和公众之间缺乏风险沟通，特别是风险评估透明度有限，这似乎促使 RMP 成了一种可以让公众安心的工具[14]。

2.5.4.4 研发期间安全性更新报告

DSUR 由申办方向监管机构提交，是对正在开发的药物、生物制剂或疫苗的所有临床试验的安全性信息的定期总结，包括获益 - 风险关系的所有变化。

在临床开发过程中，定期安全性分析对于所有已上市或未上市药物的所有剂型、所有适应证，以及所研究药物的所有目标群体的持续风险评估都至关重要。鉴于大多数临床试验是跨国和（或）多中心的，有必要为世界各地的所有监管机构（包括加拿大卫生部，已于 2012 年 6 月采用该统一报告）统一 DSUR 报告的要求。

DSUR 的概念最初是由国际医学科学组织理事会（Council for International

Organizations of Medical Sciences，CIOMS，https://www.cioms.ch/）第六工作组提出，并由 CIOMS 第七工作组执行。2010 年，ICH 发布了关于 DSUR 的 E2F 指南，对其背景、目标和范畴提出了建议。

有关 DSUR 的内容和格式要求的更多信息，读者可以查阅 ICH-E2F 指南并访问以下链接：https://database.ich.org/sites/default/files/E2F_Guideline.pdf。

2.5.4.4.1 研发期间安全性更新报告的作用

DSUR 的主要目标是对报告期间收集的与正在研发的药物相关的安全性信息进行全面的年度审查。

DSUR 的独特价值在于确定与正在开发的药物有关的安全问题的趋势和特征，这不能通过孤立地查看个别病例报告来获得。因此，它是预防药物不良反应的关键工具，它不仅用于安全性信号的分析，还用于更新药物说明书（当药物上市后），以及更新研究者手册（当药物处于研究阶段时）。

DSUR 涵盖了药物全生命周期的评估，包括临床试验阶段的安全性，以及在许多情况下，真实世界（上市后的临床实践）中患者的安全。

2.6 主动监测（药物警戒）

与被动监测不同，主动监测旨在通过连续的预先组织的评估过程尽可能全面地确定潜在的安全问题。它包括定期系统地收集接受上市药物治疗的患者群体的临床信息。

收集这些临床信息的方法有几种：哨点、强化监测方案、特定事件的随访、患者登记、观察性研究、临床试验等。有关这种信息收集方法的更多内容，请见第 4 章和附录 2。

一般来说，与被动报告系统相比，主动监测系统更容易获得药物不良反应的综合评估。下面内容将讨论患者登记，强调主动药物警戒系统中最重要的工具——药物流行病学研究。

2.6.1 患者登记

患者登记数据库是具有相同特征的患者列表。这种特征可以是疾病（疾病登记）或特定的暴露（药品登记）。这两种类型登记的不同之处仅在于感兴趣的患者数据类型不同，但都可以使用标准化问卷前瞻性地收集各种信息。暴露（药品）登记收集一段时间内使用特定药物的人群信息。可以将患者纳入队列研究，并使用标准化问卷收集不良事件数据，用于信号检测。它尤其适用于罕见结局。

许多国家已经建立了基于疾病的登记系统，以便报告特定临床信息和管理某些疾病和治疗流程。随着电子健康记录（electronic health record，EHR）的引入，药物效果和安全性的分析得到进一步发展。EHR 不仅包含药物处方数据，还包含其他临床信息，如诊断、生命体征、实验室数据以及结构化或非结构化的临床记录。一些国家还建立了生物银行，使药物使用信息与遗传数据可以相关联。

在审批上市阶段，无法完全了解与药物有关的所有风险和所有不良事件 [15]。本节旨在描述患者登记在药物主动监测中的重要作用。因此，患者登记在药物不良反应的主动监测方面会更有吸引力。有关在药物主动监测中使用患者登记数据的更多信息，请参阅第 4 章的具体案例。

然而，它们的确切作用仍在不断变化。这些登记系统由具有相同特征的患者群体组成，在特定的时间段内系统地收集这些患者群体的数据。因此，登记研究对于估计特定人群中不良事件发生率非常有用，并且对药物流行病学研究也非常有用 [15]。

这些注册登记系统的目的是提高我们对药物安全性的认识，特别是对它长期使用时安全性的认识 [8]。

然而，由于注册登记没有系统地纳入未接受该药物治疗的类似患者作为对照组，因此它们无法回答与效力或治疗效果相关的问题，也不能替代临床试验。此外，由于临床应用成本高，对于重要临床环境中使用的高度专业化药物的监测，注册登记显得更为重要 [15]。

疾病登记，如血液病、严重皮肤反应、先天性疾病或其他疾病的登记，有助于收集与特定临床状况相关的药物暴露和其他因素的药物流行病学数据。疾病登记也可用作病例对照研究（见下文）的数据，即比较所关注疾病的患者（病例）与登记系统的其他疾病的患者或来自非登记系统的人（对照）暴露于特定药物的情况 [15]。

药物或暴露登记是在特定用药人群中（例如，使用生物疗法的类风湿关节炎患者的登记）确定药物是否对这组患者具有特定作用 [15]。

某些暴露登记关注特殊人群（如孕妇）的药物暴露。这些注册登记系统可以对患者进行长期监测，并将其纳入队列研究，使用标准化问卷收集不良事件数据 [15]。

这些队列研究（见第 3 章）可用于测量效应，但是，如果没有对照组，则无法证明不良事件与药物之间存在关联（或因果关系）。然而，它们可以用于加强信号检测的证明效力，特别是对于罕见的不良事件。这种类型的注册登记研究在针对特定罕见病的孤儿药的安全性审查中非常有用。更多相关信息，请见第 4 章的具体案例。

最重要和最著名的暴露登记的例子是那他珠单抗（natalizumab）的注册登记研究。该药是用于治疗多发性硬化的 α_4- 整合素的特异性单克隆抗体。

临床试验和上市后数据表明，那他珠单抗与 PML（一种影响中枢神经系统的潜在致命性疾病）风险增加有关。

在发现那他珠单抗使用相关的 PML 病例后，那他珠单抗于 2005 年被生产企业撤出市场 [8]。

但是，在对该生物制品的安全性和获益进行评估后，那他珠单抗于 2006 年在 PML 风险最小化计划下重新引入市场，但在应用中需记录和监测使用该药患者的 PML 风险。TYGRIS 注册登记研究计划在全球招募 6000 名多发性硬化患者，对该登记的后续随访将有助于提高我们对那他珠单抗安全性的认识 [8]。

还有其他登记研究，如为监测罕见病治疗而建立的登记系统。这些注册登记的目的是确定不同治疗方法的长期影响。治疗这些疾病的药物的临床试验通常只在少数患者身上进行，因此，安全性信息可能是有限的。

例如，艾杜硫酸酯酶（idursulphase）是一种用于治疗亨特综合征的药品，这是一种罕见的遗传性疾病，每百万人中约有两人患病。在该药获得上市许可后，生产企业实施了一项名为"亨特调查"（Hunter Investigation）的登记研究，所有患有亨特综合征的患者都被邀请参与该研究，无论他们是否接受过艾杜硫酸酯酶治疗。

该登记研究将有助于提供有关亨特综合征进展及其相关医疗后果的信息 [8]。尽管注册登记研究经常受到缺乏对照组的限制，而且需要对病例个案进行全面分析以保持数据的完整性，但它对于监测高度专业化的药物和罕见病是有用的 [15]。它们对产生药物流行病学研究的假设也非常有用。

2.7 结论

药物不良反应的评估和分析对于早期发现药物的潜在安全问题至关重要。在批准前或批准后的开发市场中对这些不良事件进行有效评估，可能发现有必要采取额外的安全措施，从而使监管机构和医务人员能够更快地做出反应，例如限制某些药物的使用，或在极端情况下暂停使用某种药物 [16]。

历史上，上市前阶段是确定药物有效性和安全性的唯一阶段。在这种环境下，批准后的监测变得越来越重要，因此，我们现在更多地讨论在药物全生命周期中对其风险和获益的持续评估。

正如本章所讨论的，药物警戒存在一些重要的限制，包括药物不良反应报告的质量、漏报等。然而，药物警戒活动仍然是管理不断发展的药物不良反应的基本学科。

有大量药物效果良好，但同时又不可避免地或不可预测地会引起不良事件，药物警戒活动在回答这些药物的安全问题方面至关重要。

无论是在批准前还是在批准后上市阶段，当不良反应出现时，都必须通过有效的手段对其进行分析并报告，以解释其影响（见附录 1 关于药物不良反应报告的一些规定）。

本章对在分析和管理药物不良反应时应考虑的主要药物警戒因素进行了概述。其中一些因素将在后面的章节中进行更详细的探讨。请读者参考本书末尾的附录 1，以巩固本章内容。

参考文献

1. World Health Organization. *Pharmacovigilance: ensuring the safe use of medicines*; 2004. http://apps.who.int/iris/handle/10665/68782.
2. Eurasanté. *Entreprendre et Réussir.* La Pharmacovigilance; 2006, 39P.
3. Health Product Vigilance Framework; 2012. Disponible à https://www.canada.ca/en/health-canada/services/drugs-health-products/reports-publications/medeffect-canada/health-product-vigilance-framework-health-canada-2012.html.
4. Dugair M. *Le programme Canadien de Pharmacovigilance: Peut-on prévenir de nouveaux cas Vioxx?* Cahier de Formation Continue de l'Actualité Pharmaceutique; 2009:1−4.
5. Yates N, Lee DK, Maher M. Health Canada's progressive licensing framework. *CMAJ.* 2007;176:1845−1847.
6. Maher M. Legislative and regulatory modernization for therapeutic products. *J Popul Ther Clin Pharmacol.* 2010;17:E341−E348.
7. Talbot J, Nilson B. Pharmacovigilance in pharmaceutical industry. *Br J Clin Pharmacol.* 1998;45:427−431.
8. Wise L, Parkinson J, Raine J, Breckenridge A. New approaches to drug safety: a pharmacovigilance tool kit. *Nat Rev Drug Discov.* 2009;8:779−782.
9. Jacob D, Marrón B, Ehrlich J, Rutherford PA. Pharmacovigilance as a tool for safety and monitoring: a review of general issues and the specific challenges with end-stage renal failure patients. *Drug, Healthc Patient Saf.* 2013;5:105−112.
10. Naranjo CA, Busto U, Sellers EM, et al. A method for estimating the probability of adverse drug reactions. *Clin Pharmacol Ther.* 1981;30:239−245.
11. Ebbers HC, Al-Temimi E, Moors EH, et al. Differences between post-authorization adverse drug reactions of biopharmaceuticals and small molecules. *BioDrugs.* 2013;27:167−174.
12. Bouvy JC, Ebbers HC, Schellenkens H, Koopmanschap MA. The cost-effectiveness of periodic safety update reports for biologicals in Europe. *Clin Pharmacol Ther.* 2013;93:433−442.
13. Furlan G. Using resources for scientific-driven pharmacovigilance: from many product safety documents to one product safety master file: current opinion. *Drug Saf.* 2012;35:615−622.
14. Frau S, Pous MF, Luppino MR, Conforti A. Risk Management Plans: are they a tool for improving drug safety? *Eur J Clin Pharmacol.* 2010;66:785−790.
15. Willis CD, McNeil JJ, Cameron PA, Phillips LE. Monitoring Drug Safety with registries: useful components of postmarketing pharmacovigilance systems. *J Clin Epidemiol.*

2012;65:121–125.
16. Lemmens T, Gibson S. Decreasing the data deficit: improving post-market surveillance in pharmaceutical regulations. *McGill L J*. 2014;59(4):944–989.

（赵厚宇 译，孙 凤 校）

3 药物流行病学在药物不良反应预防中的应用

3.1 概述

如引言中所说，药物流行病学是一门探讨药物与人群之间的关系的科学。更具体地说，“药物流行病学”可被定义为在大规模人群中使用流行病学方法研究药物的疗效、风险和适应证。

虽然实验性研究可能更适合用于确定药物的疗效，但药物流行病学方法的目标通常是描述现实生活中的实际情况，尽量避免研究本身对实际情况造成的任何改变。药物流行病学适用于描述性方法（例如，描述药物的某一现象或估计实际情况下使用药物的某一风险）和病因研究（例如，评估某一药物在何种使用条件下更易带来安全性风险）。为了方便理解，我们创建了一个与药物流行病学及其相关变量相关的术语表（见附录 2）。

3.2 药物生命周期

在更好地描述药物生命周期中各阶段的获益 - 风险特征方面，流行病学方法已逐渐被认为是一种有效的手段。在项目准备阶段，药物流行病学研究可用于确定目标人群中特定疾病的本底发病率和（或）患病率（见附录 2）。然后，申办方可以利用这些信息以证明临床开发新药的合理性；如果获益 - 风险比为正向，则可进一步证实当下开发项目的合理性。

目标人群中不良事件的本底发生率可以对临床试验中获得的数据进行有效补充，从而有助于对药物进行更有意义的安全性评估。例如，将Ⅲ期临床试验中观察到的药物在特定目标人群中不良事件发生率与一般人群的不良事件的发生率进行比较，这可以用于确定新药获益 - 风险比。

然后，这些不良事件信号也可以通过上市后的药物安全性监测（见图 1.1）来持续追踪，以便对药物全生命周期中的安全性特征进行更有价值的全方位评估。

药物流行病学研究可以用于药物安全性的被动和主动监测。即使在新药被批准使用前，药物流行病学研究就可以识别出重要风险因素；这一信息对于医生来说至关重要，因为是否给患者使用新药，取决于这些患者是否具有确定的疾病风险因素[1]。

同样，从药物审批上市前的药物流行病学研究中发现的安全性信息可以纳入药物说明书中，以告知医生和患者此药物的禁忌证、警告 / 预防措施以及药物相互作用等。

最后，药物审批后将被大众使用，需要继续针对该药物开展药物流行病学研究，即Ⅳ期临床试验（见附录 2），目的是持续追踪该药物未在上市前的临床试验中发现的潜在安全问题。

当然，这里描述的场景只是几个例子，说明流行病学研究可以提供的信息如何完善在药物上市前更严谨的临床试验中所获得的数据。

3.3 药物流行病学的必要性

在加拿大等国家，新药的批准过程会涉及对非临床和临床研究的全面分析，但与新药相关的不良反应的监测并没有在药物审批上市后结束。相反，这些监测活动在药物全生命周期中持续进行，这主要是通过在上市后对药物不良反应进行被动和主动监测实现的。如第 2 章所述，药物不良反应的被动或主动监测工具之一就是药物流行病学研究[2]。

药物流行病学研究可以用来识别非预期或罕见的安全问题，并检测预期不良事件频率的变化，这可以有效地对药物获益 - 风险比进行重新评估。对于药物生产企业来说，药物上市后的研究提供的数据不仅有助于未来对药物批准适应证的修订，还可以进一步证实药物的安全性和有效性，特别是与其他药物进行比较时。此外，上市后的药物研究是监管机构、医生、患者使用药物时的重要参考依据。具体而言，当下药物监管机构批准药物上市的决策依据主要来源于药物 RCTs 所获得的数据。

这些 RCTs 的设计目的是证明药物的有效性而非安全性，其具有样本量小、随访时间短、纳入 / 排除标准严格的特点。

较小的样本量意味着其没有足够的能力来监测常见不良反应发生频率的微小变化，也很难检测出罕见但严重的药物不良反应。随访时间较短意味着其可能无法识别那些严重但不是用药后立刻发生的药物不良反应。严格的纳入 / 排除标准意味着研究中使用的人群可能更健康，RCT 通常会排除儿童、老年人、孕妇和哺乳期妇女，限制患者的合并用药，并且纳入人群的复杂病史通常比实际用药人群的更少。虽然这些研究标准可以提高结果的内部有效性，从而有助于 RCT 得到准确且无偏倚的效果估计，但是这也会使得 RCTs 的外推性降低。这就意味着其结果不能推广到实际用药的异质性人群，包括合并多种用药、病史复杂、疾病严重程度高者，以及孕妇、儿童和老年人[3-5]。除此之外，药物批准后，其安全性特征可能会发生变化，需重新评估药物的获益 - 风险比。

综上可知，在上市后阶段，开展高质量的药物流行病学研究是十分必要的，它在真实世界（即非受控环境）中使用时，可及时识别任何可能出现的重大安全问题，从而保障患者的健康。

3.4 传统的药物流行病学研究设计

充分了解药物流行病学的各种研究方法有助于我们在不同情况下选择合适的研究工具。此外，我们也应该了解每种研究设计的优点和局限性。这些优点和局限性在第 4 章提供的案例报告中通过具体实例有进一步说明。

药物流行病学的研究设计没有标准，因为每种研究设计都有其优缺点。因此，研究方法的选择取决于其是否能更好地回答特定的研究问题。

在确定最合适的研究设计时，还应考虑其他重要因素，如数据的可及性、时间限制、研究成本和方法可行性，以及其他几个重要因素。而且在任何情况下，所使用的研究方法都应具有科学或临床依据。

接下来的章节将讨论药物流行病学研究的可用工具。首先，我们将讨论常规药物警戒的前沿工具——自发报告的不良事件的持续监测；然后，我们将讨论传统的流行病学观察性研究设计，该设计使用可量化的关联 / 风险度量标准来探讨药物与不良 / 有益事件或其他安全问题之间的特定关联。我们还将讨论一些高级的研究设计类型。

本书第 4 章提供的案例报告可为上述研究设计提供具体的参考案例。

3.4.1 自发报告的药物不良反应

正如第 2 章所述，目前药物上市后安全性监测的首要手段是基于自发报告的第一线药物不良反应分析。病例报告可以描述医务人员 / 患者怀疑与特定药品 / 干预相关的异常 / 意外不良事件的发生（见附录 2）[6]；并且生产企业通常会被要求向药品监管机构（如加拿大卫生部、FDA、EMA 等）报告不良事件。

而与病例报告类似，病例系列报告能提供对一组相似患者（而非单个患者）的详细报告，描述其在服用相同药物后发生的异常不良事件 / 经历[6]。查阅病例报告 / 病例系列报告的主要目的是确定患者所接触的药物（或其他物质）与报告的不良事件发生之间的相关性。

此外，通过对此类报告进行综合评估，可及早发现由特定药物引起的严重的意外药物不良反应。这有助于及时的药物召回、发布医务人员及公众通知和

（或）更改药品标签。本书第 4 章提供了更多细节，包括监管机构依据药物的生命周期（见图 1.1），为确保临床试验参与者以及真实世界（即无法人为控制的药物上市后阶段）中患者的安全而采取的具体行动实例。

然而，遗憾的是，从病例报告或病例系列报告中确定因果关系往往比较困难；这主要由于病例报告往往记录不全，没有包括与暴露和（或）结局相关的重要细节。例如，有关用药剂量、用药持续时间和暴露时长的内容往往欠缺；也很少提供有关患者预后的详细信息，如不良反应的严重程度、实验室检查结果、停用药物后不良反应是否缓解（见附录 2）。

此外，也甚少报告不良事件的其他可能原因，如患者病史、合并用药或某些生活方式的危险因素。

在缺乏上述细节的情况下，我们几乎不可能对上报的不良事件进行准确的因果关系评估。

除此之外，此类不良事件的报告也可能存在偏倚，这是由于它们是自发报告的，因此医生或患者提交病例报告的方式或时间上可能存在偏倚（见附录 2）。

还有，不良事件的漏报也是一个问题。据估计，FDA 只收到 8% ～ 13% 的严重不良事件的报告 [7]，而另一项研究估计这一数字不到 1%[8]。

尽管如此，对病例报告和病例系列报告的分析仍然是上市后药物被动监测的重要组成部分。事实上，在某些案例中，正确的自发报告的不良事件确实已经发现了某些药物的重要安全问题。例如，使用氯氮平导致心肌炎的上市后病例报告，使 FDA 要求在该药物说明书上加入黑框警告（具体案例见第 4 章）。

还有更严重的案例，例如，在出现使用阿洛司琼引发缺血性结肠炎的病例报告后，该药宣布撤出市场 [5]。

下面我们将介绍可用于对自发报告的不良事件进行定性或定量分析的各种方法。这两种方法应互为补充，不能相互替代。

3.4.1.1 信号的定性检测

传统上，临床医生会对每份病例报告提供的信息逐一进行定性分析，并根据他们的临床经验逐一对因果关系做出判断。这种分析是非结构化和主观的。

因此，有研究者制定了一份通用标准清单，供所有临床医生确定因果关系。通过这些通用标准（如时间顺序、去激发 / 再激发、混杂因素等），临床医生可将每个病例定性为不相关、可能无关、可能相关、很可能相关、肯定相关（这些术语的定义见表 3.1）[9-10]。

表 3.1 相关性评估说明

无关 / 不相关	这表明药物与所报告的事件之间没有因果关系
可能无关	这表明临床情况与调查药物以外的其他原因高度相关，但不能绝对确定地进行归因，并且不能完全地排除该药物与不良事件之间的相关性
可能相关	这表明该药物的治疗可能导致或促成了不良事件的发生［即事件发生的时间顺序与用药时间相吻合，和（或）与该药物的已知作用机制相吻合，但也可能是其他因素造成的］
很可能相关	这表明该事件与使用该药物之间存在合理的时间顺序，也表明该事件与该药物之间可能存在因果关系。这将基于该药物已知的药理作用、该药物或此类药物已知或先前报告的不良反应，或研究者临床经验进行判断
肯定相关	该事件与使用该药物之间的时间顺序吻合，且难以用其他原因（并发疾病、并发用药反应或疾病状态的进展 / 表现）解释，且与已知的药物机制、停药后不良反应改善、再次用药时重新出现不良反应等情况相对应

注：有关这些定义的更多信息，请参考本书末尾链接中的 ICH-E2A。

此类标准的一个经典案例是 WHO 乌普萨拉监测中心（WHO Uppsala Monitoring Center，WHO-UMC）的标准化病例因果关系评估标准。（https://www.who.int/publications/m/item/WHO-causality-assessment）。

此外，还发布了几种算法，通过基于一组标准计算加权评分来改进因果关系评估过程。然而，目前尚无一种方法被普遍接受[9-10]。

其中，1991 年，Naranjo 等开发了一种方法，用于评估药物不良反应与特定药物存在相关性的概率。

一项比较 WHO-UMC 标准和 Naranjo 算法的研究发现，在分析的 913 份病例报告中，有 45 份（4.9%）的因果关系分析结果存在分歧，同时还发现 WHO-UMC 标准比 Naranjo 算法更省时省力[9]。如今，这两种方法仍在普遍使用。

有关因果关系评估的更多信息，请见第 4 章。

然而，无论采用哪种定性方法，每项评估的真实性在很大程度上都取决于病例报告中所报告信息的质量。如上所述，如果缺少一些重要数据，就无法确定因果关系。

此外，由于自发报告的不良事件和不良反应报告的数量很多，因此没有足够的资源对每个病例报告进行临床评估。

即使能够及时对每份病例报告进行临床评估，也很难捕捉到数据中呈现的各种趋势和模式。

为解决这些问题，可以使用定量方法进行数据挖掘，从报告不良事件的大型数据库中自动检测安全性信号。

然而，数据量的增加并不意味着研究更加容易。在许多数据库中，数据的输入仍然不完整，因此仍有可能存在偏倚。此外，由于变量众多且相互关联，这类医疗数据往往也难以分析。在接下来的章节中，我们将讨论安全性信号的定量检测。

3.4.1.2 信号的定量检测

在药物警戒中，数据挖掘是指通过现有数据库或其他来源搜索自发报告的可疑药物不良反应，从而利用比值失衡分析法检测安全性信号并确定其强度[11]。关于这种定量信号检测的更具体案例，见第 4 章。

比值失衡分析对特定不良事件 - 药物组合的分布情况进行量化，当关联性高于预期时，该组合被认为是比值失衡的[12]。如前所述，自发报告的不良事件库由医护人员和（或）患者的自发报告组成。另外，药企也有自己的数据库，收集来自临床试验和商业来源的数据。

目前，常规药物警戒活动通常包括使用数学算法，当一个药物 - 不良事件组合的失衡程度超过某个预定阈值时，就会触发一个潜在的安全性信号。

比值失衡分析有两类方法：一种是“频数法”，即依靠报告的不良事件的频数进行分析；另一种是“贝叶斯法”，即利用贝叶斯概率理论来分析是否比值失衡（见附录 2）。

比例报告比值（proportional reporting ratio，PRR）法和报告比值比（reporting odds ratio，ROR）法是常用的“频数法”，而贝叶斯置信传播神经网络（Bayesian confidence propagation neural network，BCPNN）法和多项伽马 - 泊松缩减估计（multi-item gamma Poisson shrinker，MGPS）法则是常用的“贝叶斯法”[12-13]。在本节中，我们要介绍这四种比值失衡分析法。表 3.2 所示的 2 × 2 列联表有助于更好地理解 PRR 法和 ROR 法的计算方法。

表 3.2 用于比值失衡分析的 2 × 2 列联表（频数法）

	报告目标药物不良事件的病例	未报告目标药物不良事件的病例
与目标药物有关	a	b
与其他药物有关	c	d

PRR= $[a/(a+b)]/[c/(c+d)]$

ROR= $[a/b]/[c/d]=[a\times d]/[b\times c]$

3.4.1.2.1 比例报告比值法

PRR 法比较了所有暴露于目标药物的人群中目标不良事件 - 药物组合的比例

与暴露于数据库中其他药物的人群中相同不良事件 - 药物组合的比例[14]。使用 PRR 方法，当满足以下 3 个条件时，可认为检测信号阳性（见附录 2）：

1．特定不良事件 - 药物组合中报告例数为 3 及 3 以上。

2．PRR 值至少为 2。

3．PRR 的卡方值至少为 4。

卡方检验是一种统计检验方法，用于确定相关性是否具有统计学显著性。也可以计算 95% 置信区间（见附录 2），以检验统计学显著性[15]。

PRR 法的优势在于其计算简单，易于解释，可用于及时快速识别存在潜在安全性信号的特定药物 - 不良事件组合。同时 PRR 法也不需要系统外部数据（如处方调配或药物销售数据）作为计算不良事件报告率的分母。漏报是分析自发报告数据的主要困难之一，而该方法也不受其影响，前提是所有不良事件的漏报程度相近（见附录 2）[14]。

但是，如果某药物 - 不良事件组合非常常见，则 PRR 法会受到限制，因为“*b*”值增大，相当于减小 PRR 计算式中的分子，于是 PRR 值减小，这会使检测该药物的其他安全性信号变得更加困难。另外，如果某药物 - 不良事件组合在此类所有药物中都很常见，也会使该组合的 PRR 值降低[15]。解决这些局限性的一种方法是剔除可能影响 PRR 实际结果的病例后再行计算（见附录 2）。

3.4.1.2.2 报告比值比法

使用上述相同的数据，但将其视为病例对照研究，则可按照表 3.2 的公式计算 ROR 值。ROR 法的优点是易于应用，且可使用 logistic 回归分析来调整协变量并检验显著的交互项（即研究特定药物间相互作用与报告的不良事件之间的关系）。

此外，ROR 法对药物或药物不良反应的非选择性漏报并不敏感。但 ROR 法的缺点在于，其要求 *a*、*b*、*c* 和 *d* 格中都至少包含 1 份报告；而对于某些罕见的药物不良反应，这可能难以实现。且如果 *a*、*b*、*c* 和 *d* 格中只报告了少数的不良反应，则 ROR 值的可靠性就会降低。最后，与更直观的 PRR 值不同，ROR 值更加不易于解释[14]。

3.4.1.2.3 贝叶斯法

贝叶斯法与频数法不同，频数法仅依赖于数据库中不良事件的报告频数，而贝叶斯法则通过评估概率来检测潜在的安全性信号（见附录 2）。在假定两者没有相关性的情况下，估计的先验概率可以反映所报告的特定不良事件 - 药物组合的出现概率。

随着病例报告积累，并且如果特定的药物 - 不良事件组合被更频繁地报告，则其概率分布会发生变化，此为后验概率（见附录 2）。当后验概率大于先验概率时，就会视作产生潜在的安全性信号。

BCPNN 法使用信息成分（information component，IC）确定的概率分布来识别信号（见附录 2）。MGPS 法使用经验贝叶斯几何平均数估算概率分布。这些计算方法很复杂，超出了本章的范围，详细解释可参考其他文献 [16-20]。

贝叶斯法的缺点是不够直观透明，不熟悉贝叶斯统计的读者将难以理解信号的产生机制。尽管如此，贝叶斯法对于识别数据库中更为复杂的不良事件报告模式特别有用 [21]，包括涉及药物 - 药物相互作用的高阶组合。

已有多项研究对这四种不同的定量信号检测方法进行了比较 [17,22]。大多数研究表明，这四种方法得出的结果大致相似，尤其是当报告的不良事件 - 药物组合出现频率较高时。

然而，当目标不良事件报告率很低时，不同方法的结果可能会出现一些细微差别。无论如何，每种方法都有其自身的优缺点，因此应根据研究者的具体需求决定是否使用某一特定方法 [17]。例如 WHO 使用 BCPNN 法 [19]，FDA 使用 MGPS 法 [20]，而 EMA 则使用 PRR 法 [23]。

无论采用哪种方法，药物不良反应自发报告系统中固有的偏倚（自发报告 / 漏报及其他）仍然存在（见附录 2）。此外，这些方法只能检出数字上的相关性，但无法证明存在因果关系。

因此，当发现潜在的安全性信号时，临床专家仍应对报告特定不良事件 - 药物组合的病例报告进行定性审查。研究者必须充分认识到，定性和定量方法应互为补充，而非相互替代。请读者参阅案例报告 7 与第 4 章的其他案例报告以更好地理解这些概念。

3.4.2 观察性研究设计在药物流行病学中的应用

如上所述，目前常规药物警戒所运用的方法主要包括对不良事件的被动和主动监测，但它们并不是上市后药物安全信息的唯一来源。

就像上面提到的，由于这些总结报告中缺乏足够的报告数据，因此往往难以进行有意义的因果关系评估。此外，即使确定了药物与事件之间可能存在的关联，也需要进一步的证据来更好地描述关联的强度。

另一方面，传统的流行病学观察性研究设计可以用来研究药物与不良事件、其他安全问题甚至有益事件之间的特定关联，研究人员可以通过这些研究设计得出关联性和（或）风险程度的测量值。

使用观察性研究方法可以证实或否定最初由病例报告或病例系列报告数据

引发的对特定药物与不良事件之间的关联性假设。另外，观察性研究也可提前规划，例如在药物获批上市时，对药物在非干预环境（即真实世界）中使用时的安全性和有效性进行前瞻性评估。

这类研究可以由药企来提出，也可以根据监管机构的要求来进行，特别是当监管机构认为需要对药物的安全性进行更深入的研究时。观察性研究的研究方法还可以用于描述性目的，如描述人群的疾病负担，或者作为药物使用情况研究，以监测目标人群的药物使用模式（见附录 2）。

无论您是监管机构的评估人员、医务工作者、学术研究人员，还是医药保健品行业的成员，都必须清楚地了解药物流行病学研究的不同研究设计，以及可用于量化药物流行病学研究结果的不同方法。

同样重要的是，要能够理解每种研究设计的优势和局限性，并运用这些知识在特定情况下选择最合适的研究设计方法。需要注意的是，对于特定情况，哪种研究设计更可取，并没有金标准（见附录 2）。

因此，研究设计的选择取决于哪种方法最适合研究问题。这需要认真考虑所研究的药物、不良事件 / 安全问题的性质，以及要检验的假设类型 [1]。

当然，在实际操作中，还需要考虑其他重要因素，如数据的可用性、时间限制、成本、研究的可行性等，这些因素在确定最合适的设计方案时也会起到重要作用。无论如何，研究设计（即研究方法）的选择都应具有充分的科学和临床依据。

在本节中，我们将介绍 3 种传统的观察性研究方法：

1．队列研究（cohort study）。

2．病例对照研究（case-control study）。

3．横断面研究（cross-sectional study）。

然后，我们将介绍衍生的研究设计，包括：

1．巢式病例对照研究（nested case-control study）。

2．病例队列研究（case-cohort study）。

3．几种自身对照研究的类型。

每种设计的优点和局限性也将在下面提供的案例报告中进行介绍。表 3.3 概述了在药物流行病学研究中常用的各种风险测量方法。这些测量方法将在本节中多次提到，因此，需要时可以使用表 3.3 作为参考。有关表 3.3 中所列每种风险定义的更多信息，请参考附录 2。

表 3.3 药物流行病学研究中常用的频率和风险估计方法 [1,24,25]

风险评价指标	定义	公式
患病情况 时点患病率 (point prevalence) 期间患病率 (period prevalence)	在特定时间点（即时点患病率）或一段时间内（即期间患病率），研究人群中存在的病例总数。这一指标用于估算疾病负担	$患病率=\frac{病例数}{总人数}$
发病情况 累积发病率 (cumulative incidence，CI) 发病率 (incidence rate，IR)	研究期间出现的新发病例数	发病情况 = 新发病例数 $CI=\frac{新发病例数}{风险人群}$ $IR=\frac{新发病例数}{人时}$
绝对风险差 (absolute risk difference，ARD；也称归因危险度，attributable risk，AR)	这是一种绝对的风险度量，量化了暴露组与未暴露组的风险差异	ARD = CI（暴露组）－ CI（未暴露组）
需治疗人数（number needed to treat，NNT）/需伤害人数（number needed to harm，NNH）	用于确定一个人受到有益影响（即NNT）或一个人受到不良影响（即NNH）所需接受治疗的人数	$NNT 或 NNH=\frac{1}{绝对风险差}$
相对危险度 (relative risk，RR)	用于确定一个群体与另一个群体相比的风险，最常见的是暴露人群与未暴露人群的发病率比例	$RR=\frac{CI（暴露组）}{CI（未暴露组）}$
相对危险降低率 (relative risk reduction，RRR)	用于确定与未暴露组相比，暴露组的风险的相对差异	$RRR=\frac{CI（暴露组）-CI（未暴露组）}{CI（未暴露组）}$
比值比 (odds ratio，OR)	用于确定在暴露组中经历结果的比值与在未暴露组中经历相同结果的比值	$OR=\frac{\frac{病例（暴露组）}{病例（未暴露组）}}{\frac{非病例（暴露组）}{非病例（未暴露组）}}$
发病率比 (incidence rate ratio，IRR)	与RR相似。不过，它比较的是发病率，而不是累积发病率，因此包括了对人时的考虑	$IRR=\frac{IR（暴露组）}{IR（未暴露组）}$

3.4.2.1 前瞻性队列研究

前瞻性队列研究（prospective cohort study，PCS）是一种强有力的观察性研究，如果正确地设计与进行，与其他观察性研究设计相比，其结果将具有最高的证据等级。PCS 是预先计划，并根据所探讨的研究问题而设计的（见附录 2）。

第一步是确定研究人群样本。理想情况下，样本人群应能代表用以得出结论的目标人群。在进行描述性研究时，这一点尤为重要；但在进行分析性研究时，则需要招募最有可能出现结局事件的患者，以确保有足够数量的患者出现结局事件。所选择的样本人群被称为研究队列。

在研究开始时，所有参与者都不应该存在相关结局事件；但是，所有参与者出现相关结局事件的风险应该相同。应收集所有参与者的基线数据，包括对暴露水平的评估。还应记录其他可能对结局产生影响的重要协变量，如年龄、性别、联合使用的药物、相关病史等。这些测量值以及结局事件发生的时间和（或）是否发生，也应全程记录。

3.4.2.2 回顾性队列研究

回顾性队列研究（retrospective cohort study，RCS）使用相同的方法。然而，这项研究并非预先计划的，而是追溯过去。研究者追溯之前的事件，以确定过去曾因其他目的而接受随访的既存队列（见附录 2）。

研究者对整个队列的历史记录进行检查，以确定在研究开始时各参与者的暴露情况，以及哪些参与者在随访结束时报告了结局事件（见附录 2）。

如果需要额外随访，研究者可以选择在未来继续随访队列中确定的患者。在这种情况下，队列设计将是回顾性和前瞻性队列的结合。RCS 在方法设计上不如 PCS 充分有力，原因之一是 RCS 不是预先计划的研究，其历史记录可能未进行结构化整理，无法以同样的准确度获取相关的暴露和结局事件发生的相关情况。此外，历史记录可能没有收集重要协变量的数据，导致难以对潜在混杂因素进行调整，这可能会扭曲最终的关联性评估结果。

从实践角度，RCS 相对于 PCS 具有一些优势：RCS 的成本较低，资源需求较少，数据分析可以立即进行（在 PCS 中，调查人员必须等待足够的时间以便出现结果）。无论是前瞻性队列还是回顾性队列，队列研究都被认为是很有证明效力的观察性研究设计之一，因为它有明确的时间顺序，即暴露在结局事件之前发生。这对于建立因果关系至关重要。

图 3.1 显示了 PCS 设计的示意图。当以回顾性方式进行时，图不会发生变化。不过，研究人员是在患者已经出现结局后（图的右侧）才开始进行分析的，并逐一追溯，评估哪些参与者已经暴露，哪些尚未暴露。

3.4.2.2.1 队列研究中的危险度评价

如果研究的目的是描述性的，将计算**累积发病率**或**发病率**等指标来描述结局发生的频率。累积发病率是一个比例，计算方法是将新发病例数除以高危人群总

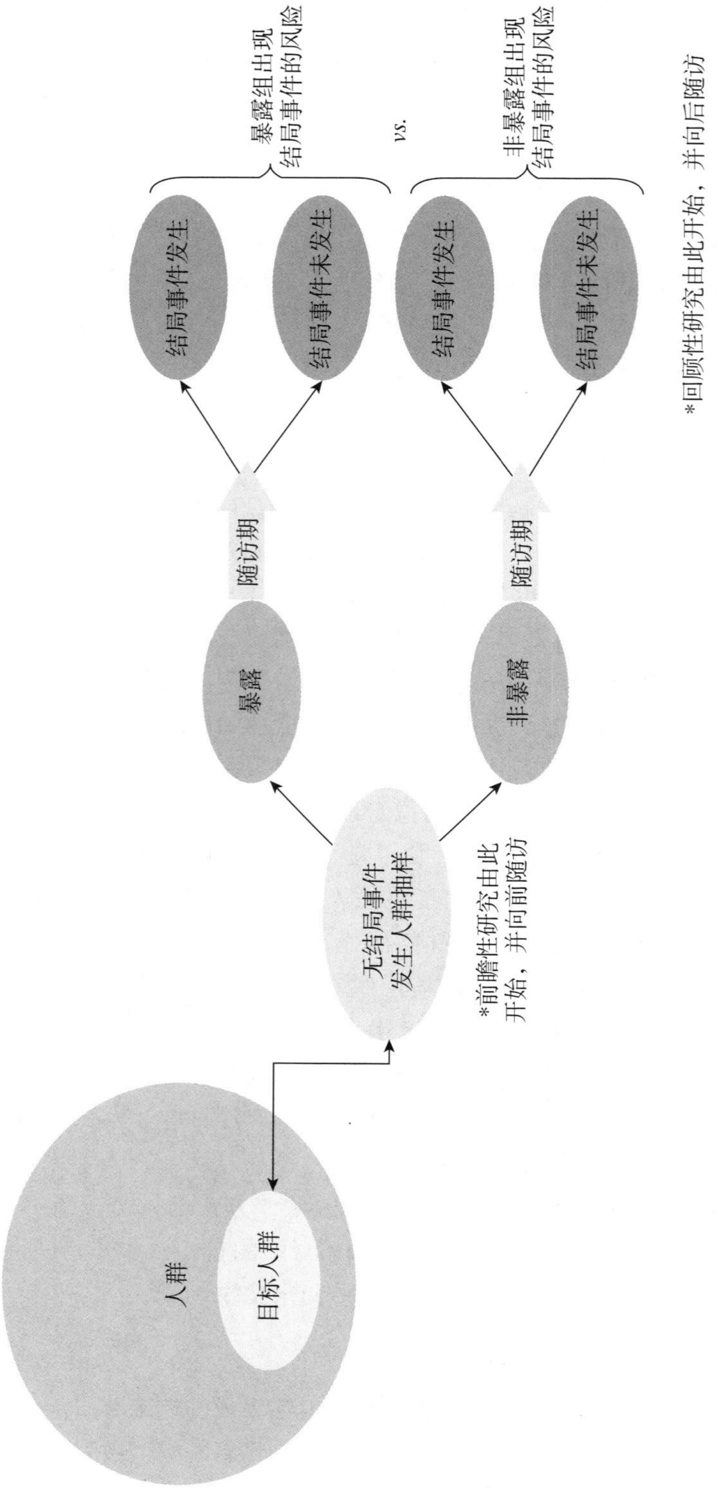
人群
目标人群
无结局事件发生人群抽样
*前瞻性研究由此开始，并向前随访
暴露
非暴露
随访期
随访期
结局事件发生
结局事件未发生
结局事件发生
结局事件未发生
暴露组出现结局事件的风险
vs.
非暴露组出现结局事件的风险
*回顾性研究由此开始，并向后随访

图 3.1 队列研究示意图

数。当随访的人群固定时，这是一种典型的评价方法（见附录 2）。

然而，累积发病率并不总是最好的描述性测量方法。首先，随着时间推移，一些患者可能会失访（主动退出或去世），这会影响累积发病率的计算结果。其次，当队列是动态的，即患者可以在不同的时间点被纳入和退出研究时，则必须考虑每位患者参与研究的时间。在这种情况下，计算发病率更有参考价值（见附录 2）。

发病率不同于累积发病率，因为它包括时间成分，即每位患者参与研究的时间。这一指标称为人时，通常以人年来报告，人年指的是研究期间每个人被随访的年数，每个人在研究中的人时值可能不同（见附录 2）。

在计算发病率时需要用病例数除以研究中随访的所有参与者的随访时间之和。队列研究的性质和提出的研究问题将决定使用这两种指标中的哪一种。

当队列研究的目的是分析性的时候，队列会根据暴露状况分为两组。可将暴露组与未暴露组的结局事件发生率进行比较。当比较两组之间的累积发病率时，所得的关联性指标被称为**相对危险度**（relative risk，RR），而当比较发病率时，所得的关联性指标被称为**发病率比**（incidence rate ratio，IRR）（见附录 2）。

统计检验可用于确定组间差异（即 RR/IRR）是否具有统计学意义。上述指标是相对指标，但也可以计算出绝对指标，这对传达临床相关信息至关重要。**绝对风险差**（absolute risk difference，ARD）（也称为**归因危险度**）是一种用于显示暴露组和未暴露组之间累积发病率差异的指标。ARD 的倒数为**需治疗人数**（number needed to treat，NNT）或**需伤害人数**（number needed to harm，NNH）。NNT 和 NNH 的计算方法相同，但用于不同的情况。第 4 章将再次帮助读者理解这些重要概念。

例如，当研究调查心肌梗死等不良事件与接触药品 X 之间的关联性时，ARD 的倒数（即 1/ARD）将得出 NNH，它可以解释为出现一名患者发生心肌梗死所需要的接触药品 X 的患者人数。

NNH 值越高，表示安全性越好。另一方面，如果一项研究是为了调查药品 X 在预防卒中方面的有效性，则 ARD 的倒数将得出 NNT。它可以解释为每有一名患者受益于药品 X 时所需要治疗的患者总人数。

下面是一项队列研究的假设数据，该研究旨在评估药品 Z 与再生障碍性贫血之间的关系（表 3.4）：

表 3.4 药物 Z 的暴露情况与再生障碍性贫血发病情况的列联表

	再生障碍性贫血（即出现结局事件）	无再生障碍性贫血（即未出现结局事件）
暴露于药品 Z	a=23	b=156
未暴露于药品 Z	c=54	d=640

在本例中，RR 比较的是暴露组与未暴露组发生再生障碍性贫血的风险比。计算方法如下：

$$\mathrm{RR} = [a/(a+b)]/[c/(c+d)]$$
$$= [23/(23+156)]/[54/(54+640)]$$
$$= 0.128/0.079$$
$$= 1.62$$

根据这一计算结果，我们可以得出结论：暴露于药品 Z 会导致再生障碍性贫血的发病率增加 62%。应进行 95% 置信区间计算或其他统计检验，以确定观察到的关联性是否具有统计学意义。这也适用于所有后续计算。

ARD 也很有用。在一项队列研究中，ARD 可以通过测量暴露组和未暴露组发生再生障碍性贫血的风险差异来计算。请参见下面的计算方法：

$$\mathrm{ARD} = [a/(a+b)] - [c/(c+d)]$$
$$= 0.128 - 0.079$$
$$= 0.05$$

根据这一结果，我们可以得出结论：暴露组患再生障碍性贫血的风险比未暴露组高 5%。ARD 通常对结果的临床解释很重要，应与 RR 结合一起考虑。

在确定了 ARD 时，可以计算 NNT 或 NNH。当 ARD 为正值时，意味着暴露组的风险更高。NNT 或 NNH 告诉我们需要暴露多少患者便会产生一个应进行调查的不良结局。当 ARD 为负值时，即暴露组的结局事件风险较低，NNT 或 NNH 则告诉我们需要治疗多少患者才能预防一次再生障碍性贫血（不良事件）。NNT 的计算方法如下：

$$\mathrm{NNT} = 1/\mathrm{ARD}$$
$$= 1/0.05$$
$$= 20$$

NNT 是对队列研究结果进行临床解释的一个非常有价值的工具。在本例中，NNT 为 20 意味着需要有 20 名患者暴露于药品 Z，才会发生一次再生障碍性贫血事件。如果只有极少数患者接触过药品 Z，则不必担心；但更有可能的情况是，大量患者使用药品 Z，在这种情况下，再生障碍性贫血可能会成为一个重大的健康问题。

3.4.2.3 病例对照研究

病例对照研究采用回顾性设计，比较两组患者的暴露史：一组患者有相关结局事件，另一组则没有。这与队列研究不同，队列研究比较的是在暴露状态不同的两个组之间的结局事件发生情况。

首先确定病例（即发生结局事件的患者），然后为每个病例确定一个对照（即未发生结局事件的患者）。对照组应尽可能与病例相似，唯一的主要区别是患者结局不同。这种研究可以通过匹配技术完成。本节描述的是 1∶1 的病例对照研究。不过，许多研究会为每个病例确定 1 个以上的对照。

一旦确定了病例组和对照组，就需要对病例组和匹配组对照组在发病前的暴露状况进行评估。

为了说明这一概念，请看下面的例子。Robinson 等[26]希望研究瑞典男性暴露于 5α- 还原酶与前列腺癌风险之间的关系。在这项研究中，病例（即患有前列腺癌的瑞典男性）从国家前列腺癌登记处确定，每个前列腺癌病例从背景人群中确定 5 个匹配的对照（即未患前列腺癌的瑞典男性）。

通过从瑞典处方药登记处提取的数据，得到了所有病例和对照组曾接触过 5α- 还原酶的情况。

图 3.2 显示了病例对照研究的示意图。

通常情况下，病例对照研究（如上面的例子）通过比较病例组与对照组的暴露比值来量化暴露与结果之间的关联。这种危险度指标称为**比值比**（odds ratio，OR）。如果我们在病例对照研究中调查暴露于药品 A 与结局事件 X 之间的关系，会得到以下结果（表 3.5）：

表 3.5 药品 A 与结局事件 X 的列联表

	病例（出现结局事件 X）	对照（未出现结局事件 X）
暴露于药品 A（暴露）	a=20	b=35
未暴露于药品 A（未暴露）	c=100	d=300

对研究结果进行统计分析，以量化暴露与结局事件之间的关联。将病例组与对照组的暴露比值进行比较。这种风险度量被称为 OR，计算方法如下：

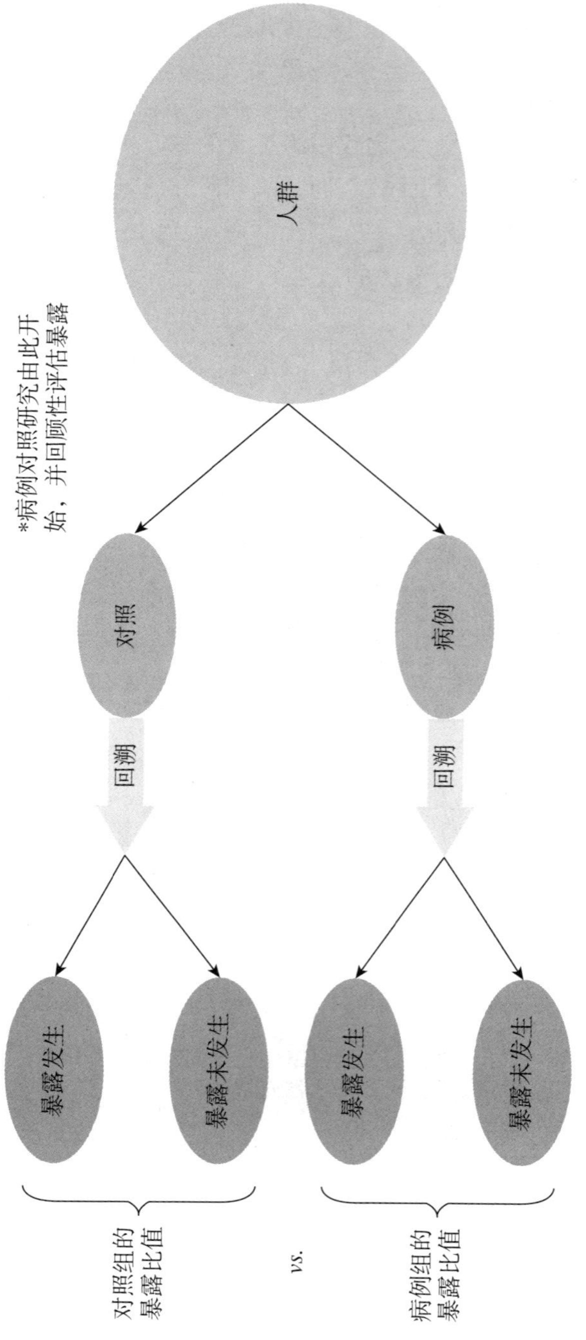

图 3.2 病例对照研究示意图

$$\begin{aligned}OR &= (a/c)/(b/d)\\ &= a\times d/b\times c\\ &= 20\times 300/35\times 100\\ &= 1.71\end{aligned}$$

请注意，病例对照研究无法计算发病率、患病率、RR、IRR 和 ARD。研究的人群样本是已经出现结局事件的病例，这意味着研究样本不能代表整个风险人群。

因此，没有计算上述指标所需的分母数据。病例对照研究显然比队列研究更有局限性，因为许多重要的风险 / 关联指标都无法计算。不过，当结局事件非常罕见时，OR 与 RR 非常接近。此外，OR 的解释也不如 RR 直观。

病例对照研究比队列研究更容易出现偏倚。首先，回忆偏倚会扭曲研究结果。当病例组和对照组被询问其暴露情况时，如果回答不准确，就会出现这种情况，这也是一种信息偏倚（见附录 2）。只有当病例组和对照组在准确报告暴露情况的水平上存在差异时，这种偏倚才会影响研究结果。如果病例组和对照组不具有可比性，选择偏倚也会成为一个问题。

为了解决这种偏倚，通常在每个病例入组研究时，都会与一个或多个在各种特征方面与病例相似的对照进行匹配。尽管病例对照研究有其局限性，但当调查的结局事件很罕见时，它比队列研究更经济，并且可以更快地获得结果。

3.4.2.4 横断面研究

横断面研究是一种观察性研究，评估样本人群在一个特定时间点的暴露情况和结局事件。没有前瞻性或回顾性的随访。可以计算 RR 和 OR 来描述暴露与结局之间的关联性。还可以从横断面研究中计算发病率和患病率等重要描述性指标。

横断面研究不能用于推断因果关系，因为无法确定时间顺序。不过，这类研究可用于生成有关人群疾病 / 结局事件负担的描述性统计数据，或确定本底暴露率，尤其是在药物生命周期的上市前阶段。图 3.3 是横断面研究的示意图。

3.5 衍生的观察性研究设计

3.5.1 巢式病例对照研究[27-28]

顾名思义，巢式病例对照研究结合了队列研究与病例对照研究，是基于已有队列进行的病例对照研究。但巢式病例对照研究确定了队列中出现的所有病例，然后选择尚未出现结局事件的参与者作为对照组（见附录 2）。

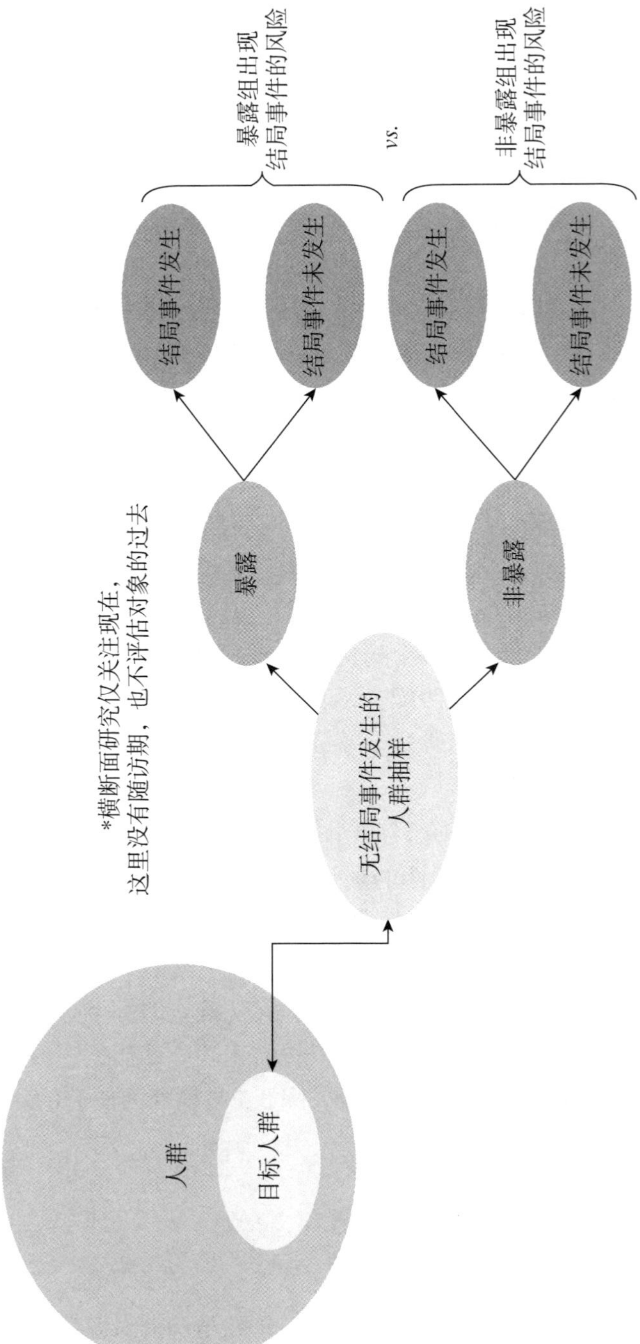

图 3.3 横断面研究示意图

每个病例都与 1 个或多个对照相匹配，一般来说，每个确定的病例都要选择 4 ～ 5 个对照。选择的依据可以是年龄、进入队列的数据、在队列中的时长或其他因素。匹配的类型是巢式病例对照研究的重要组成部分，因为它有助于在研究设计阶段尽可能减少混杂偏倚。还应注意的是，随着随访的继续，选定的对照也可能发展成为病例，而且同一个参与者可能被选为多个病例的对照。

巢式病例对照之所以具有优势，主要是因为它既采用了队列研究的特点，从而最大限度地减少了与病例对照研究相关的问题；又可以在资源有限的情况下节省时间，还具有较低的成本 - 效益。

由于在巢式病例对照研究中，病例和对照的来源人群相同（而在典型的病例对照研究中通常不是这样），因此减少了选择偏倚。由于数据是前瞻性收集的，而不是让病例回忆其暴露情况，因此也减少了回忆偏倚，从而减少了暴露状态的错误分类。

然而，巢式病例对照研究的缺点在于队列并不是根据巢式病例对照研究的问题而设计的，因此有关风险因素（相关协变量）的重要数据可能没有充分记录。

在这种情况下，因无法矫正和调节潜在的混杂变量，使得巢式病例对照研究在方法上弱于传统的前瞻性队列研究。因此，如果重要的协变量数据收集得当，这种研究设计与传统的队列研究相比具有很大的优势，因为它能以更快、更节省资源的方式提供强有力的研究结果。

在这种研究设计中，我们使用 **OR** 来量化关联的度量。为了更好地了解药物流行病学研究如何使用这种设计，请读者参阅目前使用该设计的研究的方法部分（见附录 2）。

《流行病学与药物安全杂志》（*Pharmacoepidemiologic Drug Safety Journal*）还包括许多其他应用巢式病例对照研究的实例，包括 Boursi 等 [29]（2014 年）的研究，该研究描述了地高辛暴露与结直肠癌风险增加之间的关系；以及 Ishiguro 等 [30]（2014 年）的研究，该研究调查了抗精神病药物使用与静脉血栓栓塞风险之间的关系。第 4 章还提供了阐述这一概念的其他案例。

3.5.2 病例队列研究 [28]

与巢式病例对照研究类似，病例队列研究作为一种混合设计，兼具病例对照研究和队列研究的要素。与病例对照研究类似，在病例队列研究中，首先要确定特定队列中的所有病例，并对其暴露情况进行评估。然后，从研究开始时整个纳入的队列中随机抽样并确定其暴露状况，使暴露分布与整个队列中的分布相同（见附录 2）。

这样做的优势是，只从整个队列中随机抽样很小一部分人，了解他们的暴露状况，更加省时省力。因此可以计算出**发病率**和**相对危险度**（**RR**）。在药物流行病学研究中，病例队列研究远不如其他设计常见。不过，熟悉这种设计还是很重要的。

3.5.3 自身对照研究

Hallas 和 Pottegard[31] 在《内科学杂志》（*Journal of Internal Medicine*）上发表的文章很好地总结了药物流行病学研究中自身对照研究设计常用的几种类型。

本节将介绍自身对照研究的一般原则，并讨论两个具体研究设计：病例交叉设计和自身对照病例系列设计。

观察性研究用于药物流行病学研究的主要缺点是：比较暴露和非暴露于特定药物的参与者时，由于药物并不像 RCT 那样随机分配，暴露于药物的个体很可能在重要方面与未暴露于该药物的个体有所不同。

尽管可以采取各种方法和预防措施将组间差异纳入考量，但始终存在这样一种风险，即观察到的暴露与风险之间的关联可能是由两组之间某些未被考虑的差异引起的，而不是由药物本身引起的。

上文讨论的问题几乎所有设计都无法避免。为此，我们在评估药物暴露时提出观察性自身对照研究。

观察性自身对照研究不再对两组不同参与者进行比较，而是将暴露于药物时的自身状况与未暴露于药物时的自身状况进行比较。因此，每个参与者都是自己的对照组。

在病例交叉设计中，每个参与者都是其自身的对照。具体而言，暴露情况会在参与者经历事件的时间段内进行评估，暴露情况也会在参与者未经历事件的参考时间点进行评估。

如果参与者在事件发生时或参考时间点均未发生暴露，则将其从研究分析中剔除。

同样，如果参与者在事件发生时和参考时间点都发生了暴露，也会被排除在外。通过对剩下的样本进行比较，计算仅在事件发生时受到暴露的参与者与仅在对照期受到暴露的参与者的比值，就可以得出 OR 值。

自身病例对照系列设计可理解为传统队列研究的一种变体。在自身病例系列设计中，病例作为自己的对照；但是，不是在预定的参考时间点评估暴露史，而是评估参与者在特定时期的整个暴露史。这也包括在事件发生后的暴露确定。

因此，与病例交叉研究本质上的单向不同，这种设计采用了双向的方法。在这类研究中，可以计算 **IRR**。要想更好地了解这些设计以及自身对照研究的其他变体，请参阅 Hallas 和 Pottegard[31] 的研究报告，该报告全面概述了药物流行病学研究中使用的自身对照设计以及讨论每种设计的优缺点。

3.6 偏倚与混杂因素

在上一节中，我们概述了可用于开展药物流行病学研究的各种研究设计。虽然每项研究的描述都相当简单易懂，但研究在提出后的每个阶段（即在构思、设计、数据收集、分析、解释、报告、数据审核，甚至发表过程）都可能出现各种各样的错误（见附录 2 和第 4 章）。

当这些错误导致估计的风险系统性地偏离真实值时，该研究及其结果就被认为是有偏倚的[6]。当偏倚使结果偏向零假设时，该测量值就被认为是低估的；当偏倚使结果*远离零假设*时，该测量值就被认为是高估的。

同样，当观察到的暴露与结局之间的关联是由第三种因素造成时，就会发生混杂。因此，当这第三个因素未被考虑时，即使暴露与结果之间并非真正相关，但仍可观察到两者之间的关联[32]。无论是 RCT 还是观察性研究，都可能出现偏倚和混杂问题。

然而，由于随机对照试验是高度可控的，因此许多偏倚和混杂因素都可以得到适当的处理和控制。由于流行病学设计传统上是观察性的、无干预的，因此偏倚和混杂因素问题在方法学上是一个很大的挑战。此外，由于对这些错误的处理不当，药物流行病学研究的结果饱受质疑和（或）批评。

尽管存在多种类型的偏倚，但下文将简要介绍三大类偏倚：选择偏倚、信息 / 错分偏倚和混杂偏倚。大多数其他类型的偏倚都属于其中一类的子类。在介绍这些例子时，将重点关注药物流行病学研究中特别棘手的特定偏倚。要更好地了解偏倚和混杂的影响，请参阅第 4 章案例报告 6 和附录 2。

3.6.1 选择偏倚

当研究对象不能代表目标人群时，就会出现**选择偏倚**（selection bias），从而使获益 - 风险的测量结果不能准确代表结论扩展到的目标人群。出现选择偏倚的原因可能是选择参与者的步骤有误，或者有其他原因可以解释为什么有些参与者愿意参加研究而其他人不愿意、有些参与者比其他人更有可能被选中（见附录 2）。

选择偏倚通常发生在流行病学研究的早期阶段，即招募参与者期间，随后也可能在研究期间留存参与者的过程中出现。一旦选择偏倚发生，后续的补救措施有限，但可以进行敏感性分析。

因此，要纠正偏倚，确保在招募和保留样本人群时避免选择偏倚尤为重要。药物流行病学研究中常见的选择偏倚包括：转诊偏倚、自我选择偏倚、现患偏倚和特发性偏倚[33-36]。

在药物流行病学研究中可能会出现**转诊偏倚**（referral bias）。例如，在具有相同药物暴露状况下，已经暴露的患者与对照组患者相比更有可能被招募参加研究[33-36]。

自我选择偏倚（self-selection bias）发生在患者自愿参加研究的情况下，因为他们参加研究的动机很可能使他们与目标人群有显著区别。另外，当患者出于特定原因而不是随机决定退出研究时，也会出现自我选择偏倚。这就是为什么队列研究中的失访是确定研究真实性的一个重要方面[33-36]。

现患偏倚（prevalence bias）是指研究样本中招募了现患病例而非新发病例，从而导致研究结果失真，因为这种关联可能是疾病持续时间的结果，而非新发结果本身[33-36]。避免这类偏倚的方法之一是将样本仅限于新发病例。

最后，当反向因果关系成为问题时，就会产生**特发性偏倚**（protopathic bias）。例如，因头痛而开药，而头痛本身是某种癌症的早期症状之一时，就会出现这种情况。研究结果将显示药物与癌症之间存在关联，尽管最初的症状（头痛）发生在药物暴露之前[33-36]。

3.6.2 错分偏倚

错分偏倚（misclassification bias）是指在对参与者的暴露状态或结局状态进行分类时出现的测量误差。如果在收集重要协变量信息时出现误差，也会产生错分偏倚。当错误分类的概率与暴露或结局状态无关时，错分偏倚被认为是无差异的（随机的）。

通常情况下，**非差异性偏倚**（nondifferential bias）会使研究结果偏向零假设，从而产生更保守的估计值，但情况并非总是如此；在某些情况下，无差异的偏倚也会使研究结果远离零假设。

差异性错分偏倚（differential misclassification bias，非随机）更麻烦，当一组人的错误分类概率高于另一组人时，就会出现差异性错分偏倚。差异性错分偏倚通常被称为**信息偏倚**。

在使用行政报销数据库或医院出院数据库进行的药物流行病学研究中，**信息偏倚**（information bias）很常见，因为用于对暴露和结局进行分类的诊断代码非常有限，而且往往存在误差。这类错误会严重扭曲研究结果。在这种情况下，电子病历数据库更为有用，因为它们包含的细节要多得多，而且更为准确。

回忆偏倚（recall bias）是信息偏倚的一种，在病例对照研究中也很常见。当一组人（可能是暴露者）比对照组更能准确回忆起其暴露情况时，就会出现回忆偏倚，而对照组可能对其以前的暴露情况关注较少；但也可能出现相反的情况，特别是当以前的暴露情况与污名化有关时[33-36]。

在依赖于行政数据库的药物流行病学研究中，有一种特别常见的信息偏倚与暴露风险的选择有关[37-38]。

在使用管理数据时，患者服药时长和服药时间通常无法确定。为了解决这种问题，必须建立时间窗口，以反映参与者因开具药物而面临超额风险的天数。如果选择的暴露风险窗口过短或过长，错误分类就会出现，从而扭曲研究结果。

药物流行病学研究中出现偏倚的另一个例子是**永恒时间偏倚**（immortal time bias），当患者被认为已经暴露，尽管从常理上讲他不可能已经出现了研究中的结局事件就会发生这种偏倚[39]。例如，如果在一个长期跟踪的队列中，将患者分为暴露组和非暴露两组，比较两组患者的 IRR；但如果许多暴露患者在研究进行到一半时才暴露，那么他们暴露前的时间就会被错误地归类为暴露时间。当出现这种错误时，对暴露状态的错误分类就会扭曲整体的研究结果。

Suissa[39] 对这一问题进行了详细探讨，有关永恒时间偏倚的更多信息应参考他的文章。此外，ENCePP 的指南 *Methodological Standards in Pharmacoepidemiology* 也提供了有关影响药物流行病学研究设计的各种偏倚的重要信息（见 https：//encepp.europa.eu/encepp-toolkit/methodological-guide_en）。本节中关于偏倚的讨论并不全面，目的是让人们了解在研究执行的各个环节中可能出现的错误。

3.6.3 混杂因素

如前所述，混杂发生于外部因素引起暴露与结局之间的联系。混杂因素以多种方式出现，并且该问题在观察性研究设计中尤为突出（见附录 2）。

如果被比较的两组人在某种特定方面存在差异，而这种差异又没有被考虑在内，那么就会出现错误的关联。例如，一项研究试图证明服用药品 X 会增加患肺癌的风险，研究结论表明，药品 X 确实与肺癌风险增加有关。在这种情况下，重新进行研究，但记录所有参与者的重要协方差信息（包括他们的吸烟状况）。

于是，研究发现 90% 暴露于药品 X 的患者是长期吸烟者，而仅有 2% 的患者没有暴露于药品 X。当考虑到吸烟状况时，药品 X 与肺癌之间的关系就不复存在，在这种情况下，吸烟状况就是混杂因素。当然，这只是一个夸张的例子，但它表明，如果不记录和不考虑重要协变量的相关信息，就可能得出错误的结论。

在进行回顾性病例对照研究时，或在使用协变量数据很少的大型行政数据库时，有时无法充分解决混杂因素问题，这给药物流行病学研究带来了重大挑战。即使在数据分析过程中记录并考虑了所有相关协变量的信息，一些未知的因素仍有可能导致观察到的关联。这就是所谓的**残余混杂因素**（residual confounding）[33-36]。

指导性混杂（confounding by indication）是药物流行病学研究中经常出现的

一项特殊挑战。当参与者基于某些因素、预后或疾病严重程度而被指定接受一种治疗而非另一种治疗时，就会出现这种情况。在这种情况下，研究中被比较的病例组和对照组在本质上是不同的，其中一组在事件暴露之前风险就已经增加。这当然会导致计算出的总体关联度失真。有文献进一步讨论了这一问题，可以参考这些文献以更好地理解这一概念[32]。

那些影响处方决定并导致适应证混杂的潜在因素，可能因医生和时间而异，并综合涉及患者的临床、功能性和行为特点。由于指南或报销限制偏向于某些药物，也可能出现向某些特定患者开药的情况。

虽然随机化可平衡各组已知和未知的协变量，但观察性研究对后者的解决方案有限，使得混杂因素成为一个重要问题。倾向性评分和其他匹配算法等新技术的发展使研究能够处理大量潜在的混杂因素。从理论上讲，随着人类基因组的发现，许多目前未知的混杂因素都可以被识别、考虑和调整。

效应修饰（effect modification）是另一个重要概念，在理解这一概念的同时，还应清楚地区分混杂因素和效应修饰因素。顾名思义，效应修饰指的是修饰暴露与结局之间关系的第三个变量。

Kamangar[40] 提供了以下有关药物阿巴卡韦［用于治疗人类免疫缺陷病毒（HIV）感染的患者］的例子，事实证明，接触这种药物与严重/致命过敏性增加有关，但这种关联只出现在具有特定等位基因的患者身上。因此，结论是阿巴卡韦的作用会因某些等位基因的存在而改变。Kamangar 的文章 *Effect Modification in Epidemiology and Medicine* 是有兴趣的读者进一步了解效应修正的绝佳资源。

3.7 药物流行病学的批判性评价

在介绍可用于药物流行病学研究的各种研究设计时，我们指出，适当选择研究设计至关重要。然而，仅凭这一点还不足以产生高质量的研究结果。即使选择了合适的研究设计，也必须正确地开展研究，因为正如我们在上一节中所述，偏倚和混杂问题是流行病学研究受到批判的主要原因。

有很多重要的评估工具和清单可以用来评估研究的质量。一个很好的例子是 STROBE（Strengthening the reporting of observational studies in Epidemiology），可通过以下链接访问：https://www.strobe-statement.org/checklists/。

批判性评价工具已经存在而且很容易获得。下一节将讨论在接受药物流行病学研究结果之前应考虑的一些最重要的因素，而不是详尽地列出它们。

广义上讲，药物流行病学研究旨在量化某种药物的暴露与有益效果或不良结局（如一种或多种不良事件）之间的关联。因此，在严格评估一项药物流行病学研究时，我们最终要评估的是该研究量化指标的真实性和准确性。需要考虑两类真实性：第一类是内部真实性，第二类是外部真实性。

内部真实性（internal validity）主要描述研究的执行情况，指研究结论的真实性如何。如果偏倚和混杂因素没有得到正确处理，从而导致关联测量结果偏离真实值，那么内部真实性就会受到影响。

研究样本的招募方式以及保留的样本数量对于建立内部真实性极为重要。此外，药物流行病学研究中进行比较对象的选择也是另一个关键因素。由于药物流行病学研究的是真实世界中的药物使用情况，因此药物暴露组的人很可能与非暴露组的人有显著差异。这些差异必须在分析中加以考虑，以确保研究结论的真实。

为尽量减少信息偏倚而采取的方案同样重要，因为错误分类会对研究的真实性产生重大影响。暴露和结局应明确定义，如果使用替代终点，则必须对其进行验证。

应确定参与者暴露和结局状态的判定方法，并考虑所使用的方法是否不会给研究带来任何错分偏倚。

外部真实性（external validity）则是指研究结果在更大范围、更广泛的目标人群中的外推性。因此，外部真实性取决于样本人群对外部研究的代表性。例如，一项 RCT 研究内部真实性非常高，但外部真实性较低。

观察性研究通常具有较好的外部真实性，但由于其对协变量的控制程度不高，因此内部真实性较差。测量的准确性或精确性也是一个重要的考虑因素。如果一项研究的样本量不足，得出的相关性测量值的置信区间就会很宽，因此用处不大。所以，在评估药物流行病学研究时，另一个重要的考虑因素是研究的样本量是否足够。

但是，必须仔细探讨所使用的数据分析策略。俗话说："如果数据被你折磨的时间足够长，最终你可以让数据说出你想要的任何东西。"因此，在开展研究之前，必须事先制定好数据分析策略和明确的假设，以避免对数据的"折磨"。

其他考虑因素，例如如何处理缺失数据和失访，也会对药物流行病学研究的总体结论产生重大影响。当然，本节仅简要介绍了在严格评估流行病学研究时需要考虑的一些重要方面。如前所述，工具和预先存在的清单提供了一种系统的、循序渐进的方法来严格评估临床研究的结果，如 STROBE 指南，可从以下链接获取：http://www.strobe-statement.org/checklists/。

3.8 药物流行病学数据来源

为流行病学研究收集的数据可通过一手或二手途径获得。一手数据收集是指专门为研究目的收集数据，而二手数据收集则是利用已经用于不同目的数据[37]。

如今，由于技术进步和数据库的建立，更多二手数据源被用于药物流行病学研究。这主要是由于组织管理方面的原因（即成本更低、更省时），还因为这对研究的真实性有一定的好处，特别是在需要非常大的样本量时[41]。

药物流行病学常用的二手数据源是行政报销数据库（保险报销、医疗报销和配药药房数据）和医疗记录数据库（电子健康记录，EHR）。Strom、Kimmel 和 Hennessy 的教科书《药物流行病学》（*Pharmacoepidemiology*）（第 5 版）对这些二手数据源进行了深入评述，包括每种数据来源的优势和局限性。

更多详情请查阅 FDA 指南 *Best Practices for Conducting and Reporting Pharmacoepidemiology Safety Studies using Electronic Health care Data*（https://www.fda.gov/regulatory-information/search-fda-guidance-documents/best-practices-conducting-and-reporting-pharmacoepidemiologic-safety-studies-using-electronic）。还可查阅 Schneeweiss 和 Avorn 的著作，以更好地了解药物流行病学研究使用二手数据源的相关限制[42]。

尽管二手数据源在许多方面确实具有优势，但数据库并不总是包含回答特定研究问题所需的充足数据。

收集原始数据更具优势，因为所有数据收集都是针对具体的研究问题进行的，因此可以对结局和暴露数据进行更准确的评估。原始数据收集还有利于收集相关混杂因素，而这些因素往往是行政数据库所不具备的。RCT 和前瞻性队列研究通常需要收集原始数据。

收集原始数据有其局限性，因为它通常是一项成本高昂、资源密集且耗时的过程。为了提高其效率，尤其是在药物流行病学研究中，可以采用某些系统来持续收集数据。例如病例对照监测和患者登记。

病例对照监测研究利用多种来源构成的网络，持续、前瞻性地追踪特定疾病的病例。例如，在柏林开展的一项以医院为基础的病例对照监测研究，利用一个由 51 家医院组成的网络，用于确定特发性急性胰腺炎（idiopathic acute pancreatitis，IAP）病例。

基于该网络，102 例 IAP 病例被识别，并与 750 例对照进行比较。由于病例对照监测具有前瞻性和持续性，因此可以使用 WHO-UMC 因果关系评估标准对已确定的病例进行进一步评估，并通过面对面访谈获得有关药物暴露的详细信息[43]。这些病例对照监测网络在识别与特征化安全性信号方面尤其有用。有关使用病例对照监测研究的更多信息，请查阅 Kaufman 等的著作[41]。

另一个可用于药物流行病学研究的持续数据收集实例是患者登记（上文已讨论过）。通常情况下，登记系统根据登记目的，登记大量具有相似特征的患者。

例如，监管机构可能会要求对所有暴露于新批准的药物的患者进行登记，以便更好地确定药物的安全性和有效性。

另外，还可以根据疾病状况建立患者登记系统，例如，登记特定类型的癌症患者[37]。登记系统的范围（纳入 / 排除标准）可因目的而异：有些登记系统可收集 100% 目标人群的数据，而另一些则可在自愿基础上登记患者。

登记系统由前瞻性收集的数据组成，这些数据包括从医疗服务提供者处收集的临床和医疗数据、电子或纸质医疗记录和（或）医保报销数据。随着时间的推移，数据的收集标准可以进行修改，以反映新的或不断变化的研究问题。在任何情况下，登记系统都会收集每位患者的详细临床信息。因此是一个可用于开展队列和病例对照研究的丰富数据源[44a]。

3.9 实验性研究设计

3.9.1 大样本简单临床试验

在所有实验设计中，RCT 因其能够无偏地估计药物的相关益处和风险，被认为是金标准研究。关于如何进行 RCT（包括不同类型：双盲、平行、交叉等）的详细讨论不在本章讨论范围之内［有关临床试验的更多信息，请参阅 ICH 指导文件 E6——《药物临床试验质量管理规范》（*Good Clinical Practice*）和 E8——《临床试验的一般考虑因素》（*General Considerations for Clinical Trials*）］。

RCT 的两个显著特征是随机化和盲法的使用。这些技术用于减少混杂和偏倚，以得到准确的估计（高内部真实性）。将治疗药物和对照药物或安慰剂随机分配给患者，建立两个可比较的组，并使用盲法技术，以便患者的反应和研究者的评估不会因为知道患者接受的是治疗药物还是对照药物而受到影响。

这些类型的研究通常采用复杂的设计，资源消耗大且成本高。因此，这些试验主要用于批准前，以提供无偏的疗效估计，这是获得药物上市审批所必需的。随机对照试验也可以适用于Ⅳ期试验上市后药物安全性研究，如大样本简单试验（large simple trial，LST）。

LST 是一种 RCT，采用宽泛的纳入 / 排除标准招募大量患者，以允许异质人群进入研究，更能反映真实世界中药物的使用情况。此研究需要大量的患者为研究提供足够的统计效能，并充分识别安全问题，即使在异质人群中，也能够识别罕见的不良事件或常见不良事件的频率微小变化。此外，如果研究的目的是评估长期安全性，LST 的随访期可以长期持续。

一项旨在证明临床疗效的 RCT 成本高、资源消耗大且设计复杂。因此，在上市后环境中进行同样复杂的 RCT 临床试验，增加研究的时间，增加入组患者的数量是不可行的。

因此，LST，顾名思义，只使用简单的随机设计。主要终点客观且易于测量，数据收集保持在最低限度（仅收集相关且有限的基线和随访数据），随访应是观察性的。这增加了此类研究的可行性，被批准用于准确和无偏倚的安全性评估。

LST 可用于评估安全性和（或）效果（效果和效力是两个不同的概念）。Van Ganse 等[44b]在 2005 年发表了一项 LST 的结果，该研究比较了 3 种非处方药（对乙酰氨基酚、阿司匹林和布洛芬）的耐受性，使用患者报告的不良事件数据作为主要结局，研究最初纳入了 8677 名患者。计算各组报告的不良事件的发生率并进行比较。该研究得出结论，LST 可以提供有关不良事件的敏感信息，对不同药物的安全性评估比较尤其有用。

鉴于其方法优越性，LST 正在成为Ⅳ期上市后安全性研究中越来越重要的组成部分；然而，LST 并不总是一个合适的选择。

首先，尽管试图保持 LST 的简单性以确保其可行性，但它仍然是一个昂贵的选择，因此对申办方的吸引力较小，特别是考虑到它们的药物已经通过了上市审批的情况下。

其次，在某些情况下，临床试验的进行可能是不符合伦理的，因为不能在明知会对一个群体造成伤害的情况下还让他们使用一种药物，也不能扣留可能对患者有益的药物。因此，为了使 LST 被接受，它必须满足“不确定性”标准，这意味着医生必须不确定治疗方案是否最适合患者。另一种观点认为，在临床平衡标准下，当医生群体不确定哪种治疗方案是最好时，这种试验才合适。这不仅适用于患者个体，也适用于患者群体[45]。

3.9.2 单病例随机对照试验

真实世界的临床实践不同于 RCT，因为医疗保健提供者在与患者进行个体互动时会遇到独特的挑战和（或）意想不到的结局。因此，医疗保健提供者经常不得不根据患者的特征改变治疗策略。RCT 可以回答有关特定药物临床疗效的总体问题，但不一定能回答哪种药物最适合某个特定患者，并且通常随着时间的推移，患者可能不再符合特定 RCT 的纳入 / 排除标准。

因此，结果可能不直接适用。在这种情况下，医疗保健提供者往往最终在患者身上进行自身的试验，测试某些治疗方案，并根据患者的反应调整治疗方法。

为了避免得出误导性的结论，需先制定一个具体的研究方案，以确保针对个体的这些试验方法是合理的。这种类型的试验被称为单病例随机对照试验，本质上是对单个患者进行的随机对照试验（与交叉设计最相似）。

Guyatt 等 [46] 编写了一个关于如何进行单病例随机对照试验的指南，以供参考。总的来说：单病例随机对照试验是在一名患者身上进行的，目的是为该患者找到理想的治疗方案。可以比较阳性对照药物和安慰剂，也可以是较高剂量与较低剂量的药物。单病例随机对照试验可能并不总是适用的，但是当它适用时，获得的数据对于确定特定个体患者的治疗的有效性和安全性非常有用 [46]。

3.10 系统综述和 Meta 分析

系统综述和 Meta 分析（systematic review/meta-analysis，SR/MA）也是用于药物流行病学研究的重要研究设计。尽管 SR/MA 不属于对药物流行病学观察性研究的传统理解，但它们是一种重要的工具，可用于各种目的，以提供有关特定主题的全面证据。这些类型的研究设计将在第四章中进一步说明。

系统综述与传统文献综述有许多不同。在系统综述中，在研究开始时提出一个非常具体的研究问题，然后使用特定的检索词系统地检索广泛的数据库和灰色文献，以根据一组严格的预定义的纳入 / 排除标准确定相关出版物 / 文章。一旦确定了文章，它们就会经历几个其他的筛选过程，直到最终一组文章用于最终分析。

在系统综述中，不对文章进行主观分析；而是根据预制模板提取数据，以便从每个研究中提取一致的数据。这些研究方案消除了正常传统文献综述的主观性，大大提高了研究结果的关联强度和可靠性。

在某些情况下，当纳入的研究非常相似时，可以将所有研究的数据汇总在一起并重新分析：这被称为 Meta 分析。有关 SR/MA 的更多详细信息，请参阅 Cochrane 手册的 *Systematic Reviews of Interventions*（https://training.cochrane.org/handbook）。

以下是 SR/MA 如何有益于药物流行病学研究的几个例子：如果用许多种方法研究探索药品 X 与肝毒性之间的关联，并且研究结果有差异，那么 SR/MA 可用于确定为什么存在这些不一致。

或者，如果正在调查的研究问题涉及不常见或罕见的不良结局，SR/MA 可以收集所有相关研究。如果适用，可以汇总结果，它可用于更有效地研究不良结局。

最后，SR/MA 的另一个用途是确定在治疗反应方面是否存在亚组，或确定正在研究的人群中不良结局的发生。这些只是证明 SR/MA 重要性的几个例子。

3.10.1 推荐等级评估系统

当进行系统综述时，我们可以根据推荐意见分级、制定和评价（Grading of Recommendations Assessment，Development，and Evaluation，GRADE）系统的分级提供一些依据，即根据 GRADE 对推荐进行分级。GRADE 提供两种推荐等级：强和弱。推荐的强度基于支持证据的质量、预期效果和不良反应的利弊权衡，患者价值观和偏好是固定的还是变化的、干预措施是否合理使用资源。

强推荐是指 GRADE 确信干预措施的预期效果大于其不良效果（强烈推荐采取干预措施），或者干预措施的不良效果大于其预期效果（强烈推荐反对干预措施）。强推荐意味着大多数人按推荐的方案行动获益最大。

弱推荐是指预期效果可能大于不良效果（弱推荐干预）或不良效果可能大于预期效果（弱推荐反对干预），但存在明显的不确定性。弱推荐意味着大多数人可能会倾向于采取推荐的行动方案，但也有许多人可能不会采纳。对于临床医生来说，这意味着他们必须认识到每个人的选择可能会有所不同，并且需要帮助每个人做出符合其价值观和偏好的管理决策。政策制定则需要广泛讨论和各利益相关方的参与。当预期效果和不良效果之间的影响差不多，证据质量较低，或者患者的价值观和偏好存在较大变动时，就会产生弱推荐。根据进一步研究改变我们对效果估计的信心的可能性，研究证据等级被分为高、中、低或非常低。

3.11 结论

药物流行病学研究中使用的设计与临床流行病学其他领域使用的设计没有太大区别。然而，由于这些研究通常是在药物批准上市后进行的，药物流行病学研究通常包括大规模患者群体，并且随访时间较长，以提供新的有用的主动监测信息。

一项意义深远的药物流行病学研究应当根据研究人员想要回答的问题而设计。可惜的是，不存在可以完全适合研究问题的一个金标准设计，每种药物流行病学研究设计都有其优势。

多年来，处方药数据不断增长，这促进了药物流行病学的发展，这是一个比许多其他研究领域发展更为迅速的动态研究领域。药物流行病学仍将被认为是临床药理学极具活力和挑战性的研究领域之一有几个原因。现代社会的数据爆炸现象将继续下去，支付方、专业人员和患者对评估药物价值的观察性研究的需求也会越来越大。未来的药物流行病学研究必须包括医院环境中使用的专科药物，并且需要解决向患者提供有效药物的障碍。药物流行病学方法也可能是应对新挑战的有价值的工具，例如药物对环境的影响研究。一个潜在的威胁登记系统中可用的数据量不断增加，可能会引起关于保密性的争论。另一方面，严格的隐私规则可能会阻碍药物流行病学的进一步发展。

最终，研究设计更多地选择最大化优点和最小化缺点的方法，同时考虑到数据的可用性、时间的限制、成本和可行性以及其他重要因素，如偏倚和混杂因素。在所有情况下，药物流行病学设计的选择应始终有适当的科学或临床依据支持。

电子医疗保健数据库的普及将使研究人员能够查明越来越多的效果与效力不一致的情况。这将对所有相关利益方，包括制药公司、监管机构、支付方和医疗服务提供者，提出挑战。EMA、FDA、加拿大卫生部和其他监管机构已经要求制定风险管理计划或风险评估和缓解策略，以帮助确保特定药物的益处大于其风险。报销机构和其他支付方也将越来越多地要求进行观察性研究，以评估药物的价值。患者也可能需要更好的系统来监测有效性和安全性。

因此，未来所有新药上市后都可能受到监测。这种监测的范围可以从描述性药物统计数据到复杂的比较效果研究，具体取决于预算影响和对药物获益 - 风险的不确定性。开展研究的困难还表明，监测活动的性质将受到数据和合格的药物流行病学家的限制。支付方还将越来越多地要求进行卫生经济研究，以评估新的高价疗法与现有标准疗法相比的成本 - 效益。国家卫生服务为癌症疗法等新的昂贵疗法提供资金的难度越来越大，这将推动各种风险共享模式的发展。

总而言之，必须确保收集到的大量数据用于监测新药物的利用情况、有效性和安全性，从而改善临床决策能力。

附录中定义了本章提到的大多数药物流行病学术语，并概述了所涉及的各种主题。药物流行病学与药物警戒相辅相成，以更好地研究药物不良反应，因此附录包括了一些与药物警戒有关的术语。它们提供的大多数定义来自各种 ICH 指南以及一些法语和英语出版物。

参考文献

1. Strom B, Kimmel S, Hennessy Sean, eds. *Textbook of Pharmacoepidemiology*. 2nd ed. Sussex: John Wiley & Sons; 2013.
2. Canada Health. *Product Life Cycle*; December 12, 2011. From Health Canada: http://www.hc-sc.gc.ca/sr-sr/tech/biotech/health-prod-sante/prod_life-vie-eng.php.
3. Avorn J. In defense of pharmacoepidemiology – embracing the Yin and Yang of drug research. *N Engl J Med*. 2007;357:2219–2221.
4. Silverman SL. From randomized controlled trials to observational studies. *Am J Med*. 2009;122:114–120.
5. Ahmad SR. Adverse drug event monitoring at the Food and Drug Administration: your report can make a difference. *J Gen Intern Med*. 2003;18:57–60.
6. Porta M, ed. *A Dictionary of Epidemiology*. 5th ed. New York: Oxford University Press; 2008.

7. Rogers AS, Israel E, Smith CR. Physician knowledge, attitudes, and behaviour related to reporting adverse drug events. *Arch Intern Med.* 1988;148:1589−1592.
8. Scott HD, Rosenbaum SE, Water WJ, et al. Rhode Island physician's recognition and reporting of adverse drug reactions. *R I Med J.* 1987;70:311−316.
9. Belhekar MN, Santosh RT, Munshi RP. A study of agreement between the Naranjo algorithm and WHO-UMC criteria for causality assessment of adverse drug reactions. *Indian J Pharmacol.* 2014;46:117−120.
10. Doherty MJ. Algorithms for assessing the probability of an adverse drug reaction. *Respir Med CME.* 2009;2:63−67.
11. Montastruc JL, Sommet A, Bagheri H, Lapeyre-Mestre M. Benefits and strengths of the disproportionality analysis for identification of adverse drug reactions in a pharmacovigilance database. *Br J Clin Pharmacol.* 2011;72:905−908.
12. Bate A, Evans SJ. Quantitative signal detection using spontaneous ADR reporting. *Pharmacoepidemiol Drug Saf.* 2009;18:427−436.
13. Hauben M, Madigan D, Gerrits CM, Walsh L, Van Puijenbroek EP. The role of data mining in pharmacovigilance. *Expet Opin Drug Saf.* 2005;4:929−948.
14. Rothman KJ, Lanes S, Sacks ST. The reporting odds ratio and its advantages over the proportional reporting ratio. *Pharmacoepidemiol Drug Saf.* 2004;13:519−523.
15. Evans SJ, Waller PC, Davis S. Use of proportional reporting ratios (PRRs) for signal generation from spontaneous adverse drug reaction reports. *Pharmacoepidemiol Drug Saf.* 2001;10:483−486.
16. Bate A, Lindquist M, Edwards IR, et al. A Bayesian neural network method for adverse drug reaction signal generation. *Eur J Clin Pharmacol.* 1998;54:315−321.
17. Van Puijenbroek EP, Bate A, Leufkens HGM, Lindquist M, Orre R, Egberts AC. A comparison of measures of disproportionality for signal detection in spontaneous reporting systems for adverse drug reactions. *Pharmacoepidemiol Drug Saf.* 2002;11:3−10.
18. Szarfman A, Machado SG, O'Neill RT. Use of screening algorithms and computer systems to efficiently signal higher-than-expected combinations of drugs and events in the US FDA's spontaneous reports database. *Drug Saf.* 2002;25:381−392.
19. Bate A. Bayesian confidence propagation neural network. *Drug Saf.* 2007;7:623−625.
20. Szarfman A, Tonning JM, Doraiswamy PM. Pharmacovigilance in the 21st century: new systematic tools for an old problem. *Pharmacotherapy.* 2004;24:1099−1104.
21. Almenoff JS, DuMouchel W, Kindman A, Yang X, Fram D. Disproportionality analysis using empirical Bayes data mining: a tool for the evaluation of drug interactions in the post-marketing setting. *Pharmacoepiedmiol Drug Saf.* 2003;12:517−521.
22. Sakaeda T, Tamon A, Kadoyama K, Okuno Y. Data mining of the public version of the FDA adverse event reporting system. *Int J Med Sci.* 2013;10:796−803.
23. EMA. *Guidelines on the Use of Statistical Signal Detection Methods in the Eudravigilance Data Analysis System*; June 26, 2008. From European Medicines Agency: http://www.ema.europa.eu/docs/en_GB/document_library/Regulatory_and_procedural_guideline/2009/11/WC500011434.pdf.
24. Rothman KJ, Greenland S, Lash TL. In: Rothman KJ, ed. *Modern Epidemiology.* 3rd ed. Philadelphia, PA: Lippincott, Williams & Wilkins; 2008.
25. Quartey G, Wang J, Kim J. A review of risk measures in pharmacoepidemiology with tips for

statisticians in the pharmaceutical industry. *Pharmaceut Stat*. 2011;10:548–553.

26. Robinson D, Garmo H, Bill-Axelson A, Mucci L, Holmberg L, Stattin P. Use of 5α-reductase inhibitors for lower urinary tract symptoms and risk of prostate cancer in Swedish men: nationwide, population based case-control study. *BMJ*. 2013;346:f3406.
27. Sedgwick P. Nested case-control studies: advantages and disadvantages. *BMJ*. 2014;348:g1532.
28. Ernster V. Nested case-control studies. *Prev Med*. 1994;23:587–590.
29. Boursi B, Haynes K, Mamtani R, Yang YX. Digoxin use and the risk of colorectal cancer. *Pharmacoepidemiol Drug Saf*. 2014;23(11):1147–1153. https://doi.org/10.1002/pds. 3717. Epub September 29, 2014.
30. Ishiguro C, Wang Z, Li L, Jick S. Antipsychoatic drugs and risk of idiopathic venous thromboembolism: a nested case-control study using the CPRD. *Pharmacoepidemiol Drug Saf*. 2014;23(11):1168–1175. https://doi.org/10.1002/pds. 3699. Epub September 7, 2014.
31. Hallas J, Pottegard A. Use of self-controlled designs in pharmacoepidemiology. *J Intern Med*. 2014;275:581–590.
32. Joseph K, Mehrabadi A, Lisonkova S. Confounding by indication and related concepts. *Curr Epidemiol Rep*. 2014;1:1–8.
33. Boccia S, La Torre G, Persiani R, D'Ugo D, van Duinj C, Ricciardi G. A critical appraisal of epidemiologic studies comes from basic knowledge: a reader's guide to assess potential for biases. *World J Emerg Surg*. 2007;2. https://doi.org/10.1186/1749-7922-2-7.
34. Delgado-Rodriguez M, Llorca J. Continuing professional Education: bias. *J Epidemiol Community Health*. 2004;58:635–641.
35. Csizmadi I, Collet JP, Boivin JF. Bias and confounding in pharmacoepidemiology. In: Strom B, ed. *Pharmacoepidemiology*. Sussex: Wiley; 2005:793–809.
36. Pannucci C, Wilkins E. Identifying and avoiding bias in research. *Plast Reconstr Surg*. 2010;126:619–625.
37. The European Network of Centres for Pharmacoepidemiology and Pharmacovigilance (ENCePP). Guide on Methodological Standards in Pharmacoepidemiology (Revision 3). EMA/95098/2010. Available at: http://www.encepp.eu/standards_and_guidances.
38. Van Staa T, Abenhaim L, Leufkens H. A study of the effects of exposure misclassification due to the time-window design in pharmacoepidemiologic studies. *J Clin Epidemiol*. 1994;47:183–189.
39. Suissa S. Immortal time bias in pharmacoepidemiology. *Am J Epidemiol*. 2008;167:492–499.
40. Kamanger F. Effect modification in epidemiology and medicine. *Arch Iran Med*. 2012;15:575–582.
41. Kaufman DW, Rosenberg L, Mitchell AA. Signal generation and clarification: use of case-control data. *Pharmacoepidemiol Drug Saf*. 2001;10:197–203.
42. Schneeweiss S, Avorn J. A review of uses of health care utilization databases for epidemiologic research on therapeutics. *J Clin Epidemiol*. 2005;58:323–337.
43. Douros A, Bronder E, Andersohn F, et al. Drug-induced acute pancreatitis: results from the hospital-based Berlin case-control surveillance study of 102 cases. *Aliment Pharmacol Ther*. 2013;7:825–834.

44a. Dreyer N, Velentgas P. Registries. In: Strom B, ed. *Pharmacoepidemiology*. Sussex: Wiley; 2012:331–346.

44b. Van Ganse E, Jones JK, Moore N, et al. A large simple clinical trial prototype for

assessment of OTC drug effects using patient-reported data. *Pharmacoepidemiology and Drug Safety*. 2005;14:249–255.
45. Weijer C, Shapiro SH, Glass KC. Clinical equipoise and not the uncertainty principle is the moral underpinning of the randomised controlled trial. *BMJ*. 2000;321:756.
46. Guyatt G, Sackett D, Adachi J, et al. A clinician's guide for conducting randomized trials in individual patients. *CMAJ*. 1988;139:497–503.

（胥　洋　季栋泽　白朝辉 译，杨智荣 校）

4 案例研究

4.1 案例报告 1

4.1.1 药物全生命周期理念在孤儿药评价上的应用

药品 A 是一种经基因修饰的人白细胞介素的高亲和力单克隆抗体。申办方已递交药品 A 用于治疗罕见基因缺陷疾病的新药上市申请（new drug submission，NDS）。作为负责审核该申请的部门负责人，您希望基于药物全生命周期的理念评估该申请材料（见图 1.1）。

问题 1：药物全生命周期评估涉及哪些主要理念？

（A）对药物的逐步认知。

（B）坚实的证据基础。

（C）良好的规划。

（D）问责制（透明度）。

（E）以上所有。

答案：（E）

药物全生命周期评估旨在制定框架促进新药的利用，通过持续监测、评估并传播相关信息，特别是药物全生命周期中的风险及获益信息，以确保药物的最优使用，最大限度地增加获益并降低风险。

该方法的首要目标是保护公众免受风险药物营销的影响，并促进药物在开发阶段和（或）上市后的最优使用与安全使用[1-2]。

（A）对药物的逐步认知。对药物的认知会随着时间推移而加深，因此应对药物进行全生命周期的评估。基于这一理念，应根据获益 - 风险比对药物的上市的前后阶段进行持续评估，而不仅仅将上市前评估作为监管重点[1,2]。

（B）坚实的证据基础。药物全生命周期评估的决策过程需要坚实证据的支持。除有效性和安全性证据外，还需要整合其他类型的证据以全面评估风险与获益，从而更好地向负责评估药物有效性、安全性以及不良反应药物警戒的决策者提供信息[1-2]。

（C）良好的规划。药物全生命周期评估采取结构化的策略方法以促进连续信息的生成与交流。该方法的目标包括：①缩短患者获得最佳药物所需的时间；②在药物全生命周期内系统地收集有用数据，以设定并监测获益 - 风险比；③提高企业界研发药物的效率；④优化资源管理；⑤更好地预防药物和其他活动的不良反应[1-2]。

（D）问责制（透明度）。问责制（透明度）指的是监管机构（如加拿大卫生部、FDA、EMA 等其他机构）和其他机构（包括药物企业）在做出任何决策时，必须给出合理解释。由于人们对药物的风险与获益、特殊人群（包括儿童、孕妇和哺乳期妇女、老年人和其他人）中药物使用、药物间的相互作用以及药物的新适应证的了解程度会随着时间推移不断加深。

如图 1.1 所示，在药物全生命周期中，以公平与忠诚为原则，实现各利益相关方间责任清晰透明、进行良好的沟通与密切协作十分重要。

问题 2：药物全生命周期评估涉及哪些主要环节？

（A）召开递交前会议。

（B）递交所需材料。

（C）获得上市许可。

（D）履行上市后义务。

（E）进行获益 - 风险比的再评估。

（F）以上所有。

答案：（F）

（A）召开递交前会议。并非每种药物都需要召开该类会议，但监管机构（如加拿大卫生部）可应药物生产企业的要求召开正式会议。该类会议旨在解决生产企业计划递交的新药申请的相关问题，在药物研发阶段以及药物计划接受上市评估时均具有价值。

（B）递交所需材料。不同药物所需的材料有所差异，但均包括全面评估药物获益 - 风险比所需的有效性和安全性信息。此外还包括应对药物不良反应的风险管理计划（risk management plan，RMP）。

（C）获得上市许可。上市许可的获得需要充分的数据证明药物全生命周期中均可保持良好的获益 - 风险比。上市许可制度使得加拿大卫生部、FDA、EMA 等监管机构有权力要求上市审批持有者在药物全生命周期履行特定义务。例如，在药物上市后对特定人群（孕妇和哺乳期妇女、儿童、老年人等）进行持续随访与药物流行病学研究。

因此，根据加拿大《食品和药品管理条例》（见附录 3）的规定，生产企业必须持续收集上市许可时所要求的特定药物流行病学有效性及安全性数据，并向加拿大卫生部和其他卫生部门提交。这些信息将有助于加拿大卫生部和其他监管机构识别药物获益 - 风险比的任何变化，判断是否需要更改或更新药物说明书（product monograph，PM）中的信息或说明，以及是否需要对该药物进行风险缓解措施及药物流行病学研究，以更好地预防和管理该药物相关的不良反应（见图 1.1）。

（D）履行上市后义务。根据药物性质和相关风险的不同，需要履行的上市后义务有所不同。在这一阶段，可能需要对与该药物相关的不良反应进行持续的被动与主动监测，例如上市后阶段的药物流行病学研究、上市审批时规定的义务等。这些义务可能会根据药物获益 - 风险比的变化而进行调整。

（E）进行获益 - 风险比的再评估。药物上市后，基于风险或药物性质，可能需要对药物的获益 - 风险比再次进行评估。再评估的时间周期与程度均可根据药物性质确定，并可在上市许可时规定。

补充信息

评论 1：当生产企业收集了充分的科学证据，证明其药物在特定适应证（例如治疗、缓解、预防或诊断某种疾病）中的安全性、有效性和质量可靠时，生产企业可向加拿大卫生部提交相关信息。卫生部将审查其提交的信息，评估其是否符合《食品药品法》和《食品和药品管理条例》的要求。若监管机构认为提交信息符合上市要求，将发出合规通知（notice of compliance，NOC），其中包括对于 PM 中标签信息的批准（图 1.1）。

评论 2：一旦生产企业获得 NOC，药物便可以按照审批适应证（如本案例中治疗罕见遗传病）在加拿大上市销售。如前文所述，药物生产企业在药物上市期间必须履行多项义务，包括向监管机构报告与其药物有关的严重或预期外的不良反应、遵守广告管理限制、持续更新药物安全指南、基于适当标准维持药物质量等。此外，在获得上市许可后，对药物信息的任何更改都必须参照适当的指南并依照《食品药品法》和《食品和药品管理条例》的规定向加拿大卫生部报告。

评论 3：孤儿药所针对的疾病通常是严重的或慢性的罕见病。由于临床试验纳入患者数量有限、临床试验质量欠佳、孤儿药的上市审批常基于缩短或加速的审批程序（因为对于药物测试，疾病过于罕见）等原因，孤儿药的安全性信息在上市时通常较为有限[3]。

罕见病影响 6% ~ 8% 的人口，在公共卫生管理中受到高度重视，近年来在美国获批的孤儿药品种数逐年增加[4]。然而由于罕见病患病率低、疾病自然史和病因不明等特征，在许多情况下，常用于评估其他药物有效性与安全性的方法并不适用于孤儿药。

因此，其他如针对疾病史的药物流行病学研究、适应性临床试验、审批上市前对 RCT 的 Meta 分析，以及利用患者登记数据的药物流行病学研究方法对于预防孤儿药相关不良反应的十分必要。此外，如前文所述，贝叶斯统计方法与电子数据库监测是主动监测孤儿药相关不良反应的重要手段[4]。

读者可查阅加拿大卫生部发布的《对食品和药品管理条例的修订：前瞻性监管计划 2016—2018》（*Regulations Amending the Food and Drug Regulations—Orphan Drugs—Forward Regulatory Plan 2016—2018*）的孤儿药部分获取更多信息。需要注意的是，孤儿药同样需要遵守临床试验监管程序，并必须遵守《食品药品法》和《食品和药品管理条例》相关规定。还必须遵守 ICH-E6《药物临床试验质量管理规范指南》（*Guidelines on Good Clinical Practice*）及 ICH-E2A 中关于药物不良反应报告的相关内容。

4.2 案例报告 2

4.2.1 健康风险管理

药品 B 是一种表皮生长因子受体（EGFR）单克隆抗体抑制剂，通过附条件批准上市（NOC/C）用于乳腺癌的治疗。一项综述分析了使用加拿大药物警戒、WHO 等数据库进行的安全性研究，发现使用药品 B 会显著增加患者新发心脏病的风险，尤其是在乳腺癌受体 HER-2 阳性的女性患者中。由于此类患者在 NDS 时没有单独的试验证据，所以在 PM 中未提供相关信息。这一心脏病相关风险可能改变药品 B 的获益 - 风险比，因此针对这一类患者进行心脏病预防，并在 PM 中向医疗服务提供者和患者提供此新风险的信息十分必要。

问题 1：正确评估该风险需要遵循哪些一般原则？

（A）明确问题及其背景。

（B）评估风险和获益。

（C）确立并分析不同方案选项。

（D）选择方案。

（E）实施方案。

（F）监督方案实施和评估结果。

（G）以上所有。

答案：（G）

加拿大卫生部制定了完整的风险管理模型（http://www.hc-sc.gc.ca/ahc-asc/pubs/hpfb-dgpsa/risk-risques_tc-tm-eng.php），以识别、评估并管理该类风险问题。其他方法可参考 Plourde 博士有关儿童肥胖症的著作中提及的方法 [5]。

在本案例中，我们仅讨论加拿大卫生部的风险管理模型。这个模型可分为三大阶段：问题的确立（明确问题及其背景）、风险和获益评估（包括已知的和潜在的）和风险管理（包括确立并分析不同方案选项、选择方案、实施方案以及评估结果）。

运用该模型时，使用者可灵活地根据已有信息选择返回之前的步骤，在不同步骤间切换，或重新审视某些步骤。在使用该模型时，纳入利益相关方或受影响方（包括公众及其他受影响方）至关重要，因为他们在问题识别以及问题的评估和管理方面发挥着关键作用。在整个风险管理过程中，他们能够提供信息、知识、专业技能以及有价值的见解；因此，在这一风险管理过程中，应尽早让他们参与进来。

为了确保各利益相关方能够充分理解整个流程，有效地进行风险相关的沟通是必要的。读者可访问上述链接或参考附录 4 中的读者资源部分以获取有关该模型的更多要点信息。

该模型包括以下 6 个风险管理步骤：

（1）**明确问题及其背景**。该步骤的目的是在相关背景下明确定义并描述问题。该步骤确立了关键目标，有助于我们选择有效且切实可行的方案，且促进后续资源分配，因此在风险评估过程中尤为重要。问题的确立是健康风险评估过程的起点，可以在药物批准前或批准后进行。问题的背景指该问题在特定健康问题中的影响程度，概述了该问题相较于其他问题的重要性（例如与其他事项相比的优先级）。

（2）**评估风险和获益**。该步骤评估暴露于某特定药物所产生的已知及潜在的健康风险和获益，通过计算获益 - 风险比来权衡该物质是否具有有利的获益 - 风险状况。该评估过程应尽可能以多学科的方式进行，并将当前所有可获得的科学可信的信息纳入考量。

（3）**确立并分析不同方案选项**。该步骤着眼于风险预防，目标为确立和分析潜在的风险管理方案选项，并随后基于最佳方案制定建议。可能的管理方案包括修改 PM、由生产企业召回药物以及进行风险沟通（例如向医疗服务提供者发送信函、与公众交流、回应公众咨询以及其他形式的沟通等）。以下信息的收集对该步骤具有重要意义：

i. 风险因素的管理。在药物全生命周期中，应当选用能够最大程度上提高临床试验参与者和真实世界患者的安全性的风险管理方案。同时还要考虑其他因素，包括药物或其替代品的持续可及性，这在药物的替代品很少或不存在时尤其重要（如案例 1 中的孤儿药）。

ii. 药品的性质和类型。以本案例中的药品 B 为例，药品 B 是一种生物制品，需要医疗保健提供者开具处方并在其指导 / 监管下使用。因此，药品 B 与某个非处方药（如天然药物）相比可能具有不同的获益 - 风险比。类似地，一个几乎没有经过人体实验的新化学品相比一个已获充分验证的上市药物，其获益 - 风险比很可能不同。

iii. 药物使用的环境。例如，考虑到患者病史及对药物的需求，同一种药物在临床试验环境下与特别准入计划（special access program）中相比，很可能产生不同的风险与获益。

iv. 疗效和科学不确定性。当药物的有效性在科学上具有不确定性时，该药物的潜在风险可能会超过获益，产生不理想的获益 - 风险比。

（4）选择方案。该步骤旨在通过最小化药物相关风险以改善患者健康。推荐从至多 4 个潜在风险管理方案中进行抉择：其中第一个方案为“保持现状”，其余 3 个方案则可以根据每个方案的利弊进行抉择。最终应采纳其中优势显著大于弊端的方案。

（5）实施方案。该步骤包括制订和实行计划以落实所选的风险管理方案，还应包括制定用于监测和评估所选方案的有效性和执行情况的准则。

（6）监督方案实施和评估结果。该步骤包含对所选的风险管理方案的执行状况进行监督、评估，并提出可行建议。

以药品 B 为例，管理其心脏病风险的决策框架包括以下 6 个步骤：

（1）明确问题及其背景。如前文所述，药品 B 获得了 NOC/C 许可，但加拿大药物警戒数据库、WHO 数据库的更新内容，以及其他流行病学安全性研究均显示，在特定女性乳腺癌亚群中使用药品 B 存在引发心脏病的显著风险。因此，在取得 NOC/C 上市许可之后申办方仍需进行额外的研究以验证其临床获益。有关 NOC/C 的更多信息可参见以下链接：http://www.hc-sc.gc.ca/dhp-mps/prodpharma/applicdemande/guide-ld/compli-conform/noccg_accd-eng.php

（2）评估风险和获益。安全性信息的更新引发了公众对药物安全性以及现有 PM 的担忧。这一类患者的心脏病风险似乎改变了药物的获益，造成了药物获益 - 风险比的改变，需要修改 PM 中有关安全性和药物用法的内容，以预防这一患者亚群的心脏病风险。

（3）确立并分析不同方案选项。

（A）保持现状。

（B）要求生产企业进行一项药物流行病学Ⅳ期临床对照试验，评估该亚类患者的心脏病相关安全性，并根据 NOC/C 的相关规定对 PM 进行相应修改（以评估新的获益 - 风险比）。

（C）要求生产企业进行一项药物流行病学Ⅳ期队列研究，评估该亚类患者心脏病相关安全性。

（D）召回药物。

（4）选择方案。要求生产企业进行一项药物流行病学Ⅳ期随机对照临床试验，评估该类患者的心脏病相关安全性，并根据 NOC/C 的相关规定对 PM 进行相应修改，以评估新的获益 - 风险比。这些信息应以新药补充说明（supplement to new drug submission，SNDS）的形式提交给加拿大卫生部。由于其他方案没有采取评估乳腺癌受体 HER-2 阳性的女性患者心脏病风险的最佳方法，没能最大程度维护患者的权益，因而并不应选择。

（5）执行方案。为了保证所有相关群体的参与（包括上市前、上市后监管部门，药物生产企业，医疗保健提供者，患者代表以及其他相关群体），需要安排一次面对面的会谈讨论此方案的执行。

（6）监督方案实施和评估结果。监管机构将收集生产企业所做出的承诺，对随机临床试验所需的安全信息的估计进行评估，也将根据这项新研究的结果评估新的获益 - 风险比。同时监管机构也将评估生产企业对 PM 所做的更改以及其他安全相关文件（例如 RMPs、教育材料、发送给医疗保健提供者的信函、公众通知以及其他类型的信息传播材料）中所提供的信息。

监管机构将继续评估该类患者新发心脏病的自发病例报告，并将执行主动和被动监测活动，包括对 DSURs、PBRERs 以及其他药物流行病学安全性研究的审查，以确保所选方案可以显著减少该类患者心脏病病例报告数量。

4.3 案例报告 3

4.3.1 风险评估与安全措施

1 位 56 岁患有结肠癌肝转移 2 年的患者，3 个月前开始接受药品 C 和药品 D 联合治疗。在研究期间，该患者共接受了 3 剂药品 C 和药品 D 的联合治疗，其中最近一次给药时间为 2014 年 7 月 24 日，早于发生不良反应的时间。

2014 年 8 月 15 日，该患者接受了带造影剂和不带造影剂的磁共振成像（MRI）检查，结果显示该患者脑白质出现特殊变化。通过 MRI 观察到的变化不太可能是非典型的肿瘤变化过程，但这一检查结果可能是既往化疗导致的脑白质变化。

请注意，本研究的其他参与者也出现了同样的不良事件。

在研究开始时，该患者脑部的初次 MRI 没有发现转移性病变或其他异常现象。本患者还有高血压和 2 型糖尿病病史。

问题 1：根据 Naranjo 算法，该研究药物与不良事件之间的因果关系为？

（A）确定的，即＞ 9 分；

（B）很可能的，即 5 ～ 8 分；

（C）可能的，即 1 ～ 4 分；

（D）不可能的，即 0 分。

答案：C

根据 Naranjo 算法（https://livertox.nih.gov/Naranjoassessment.pdf），如果既往已有结论性报告表明该不良事件与研究药品有关（+1 分），且该不良事件发生在服用研究药物之后（+2 分），则该不良事件可能与研究药品相关。

在此案例中，该患者服药前的初次脑部 MRI 并未显示出任何异常（+1 分），进一步证明了该患者后期脑白质变化与服用研究药品之间可能存在的因果关系。

此外，在过去的几个月中，患者还出现了语言异常和失衡症状，且停用研究药品后症状也会消失（+1 分）。由于没有发现其他病灶，此症状增强了两者之间存在因果关系这一客观结论的说服力。

虽然还有其他可能的解释，如该患者有高血压和 2 型糖尿病病史（－1 分），但由于我们没有关于该患者的其他信息，我们将其评估为可能与研究药物有关。

补充信息

评论 1：药品 D 是一种在加拿大获批上市的抗血管生成素。与其他同类抗血管生成素一样，静脉注射药品 D 后有发生栓塞性动脉事件、出血和高血压的潜在风险。在这种情况下，我们是否应该怀疑药品 D 在这次不良反应中起到作用？这值得后续开展药物流行病学研究，以评估药品 C 单独使用和与药物 D 联合使用时是否存在差异。

评论 2：我们很难仅凭根据病例报告判定脑白质出现异常变化的原因。这名 56 岁的患者身上 MRI 所测量到的大部分异常都源于血管，而这些血管异常随着年龄的增长会愈发普遍。此外，这些异常的产生还可能与糖尿病、动脉硬化和高血压等合并症有关，因此案例中的患者的高血压和 2 型糖尿病病史也有可能是异常出现的原因。

问题 2：为了保持获益大于风险，需要进行以下哪些环节？

（A）监测计划的制订。

（B）对类似病例的全面评估。

（C）按需对这一病例和其他新发病例持续跟进。

（D）获益 - 风险比的全面评估。

（E）以上全部。

答案：E

（A）监测计划的制订。为了观测此药品的不良反应，最好要求药品 C 研究的所有参与者在登记参加研究时以及在随后的常规检查中，均进行增强和非增强 MRI 检查。该监测计划还须包括主治医生频繁进行的神经系统检查，并对临床意义上有反应和（或）有影像学变化的患者停止治疗和进行治疗后随访，以便识别和治疗高危者和疾病早期患者。

（**B**）**对类似病例的全面评估**。一共有 128 名接受过药品 C 治疗的参与者进行了 MRI 初步检测。其中，我们发现有 6 名患者脑白质出现了新的信号反应。由于这种脑白质变化在 50 岁及以上人群中很普遍，目前很难界定此变化是否与使用药品 C 或药品 D 联合治疗相关，还是由于正常的年龄增长或参与者病史所致。另一方面，临床试验申办方需要继续密切跟踪药物流行病学临床研究的参与者，并对类似病例进行全面评估，以保障临床参与者安全（另见选项 C 和选项 D）。

（**C**）**按需对这一病例和其他新发病例持续跟进**。根据加拿大《食品和药品管理条例》C.05.014 的要求（见附录 1），以及 ICH-E2A 和 ICH-E6 指南（见附录 4，读者资料部分），在获得足够的信息之前，申请方必须对已发生药物不良反应的患者进行持续跟踪，并把所有新发的药物不良反应记录为重要医疗事故，及时向监管机构上报。

（**D**）**获益 - 风险比的全面评估**。根据加拿大《食品和药品管理条例》C 部分第 1 章的规定，药品生产企业应每年应以总结报告的形式，向有关部门提供本国内和国际上关于药物不良反应的所有信息（见上文）。如果出现与药物安全有关的问题，应分别遵守《食品和药品管理条例》中 C.01.018 和 C.01.019 条的规定（见附录 3）。

补充信息

评论 3：由于药品 C 未在任何国家获批，我们要求以 DSUR 的形式对该药品的获益 - 风险比进行评估。此报告将包含对临床试验期间该药的获益 - 风险比的估测，以及对其研发期间该药安全性的分析。

问题 3：为了保障临床试验参与者的安全，需要进行以下哪些风险相关的沟通？

（A）更新研究者手册（investigator' s brochure，IB）。

（B）更新试验方案。

（C）更新知情同意书。

（D）更新 PM。

（E）选项 A、B、C。

（F）以上全部。

答案 E

（**A**）**更新研究者手册**。根据加拿大《食品和药品管理条例》C 部分第 5 章的规定，对于有意进行人体参与者的临床试验的药物，IB 应依据 C.05005（e）

中所涉及药品的临床和临床前研究资料进行汇编，即包含如下信息：

（i）所试药品的物理学、化学和药学特性研究信息；

（ii）药理学相关研究信息，包括试验药品在动物体内代谢研究；

（iii）药代动力学相关研究信息，包括试验药品在动物中的生物转化过程研究；

（iv）如适用，在单剂量给药、重复给药或特殊研究中，试验药品在动物体内观察到的药品毒性作用；

（v）如适用，药品在试验动物中展开的致癌性研究结果；

（vi）如适用，临床研究中药品的药代动力学结果；

（vii）对已完成人体试验的临床研究，应尽可能地提供从临床试验中获得的关于试验药品安全性、药效学、有效性和剂量反应的信息；

（viii）如果该药品属于 C.03.201 条所定义的放射性药品，则应提供有关药品制备方式、辐射剂量测定和贮存条件的信息。

IB 重审频率最低为一年一次，并在必要时根据申办方制定的修订程序进行修改。在临床试验期间，可根据临床试验的研发步骤和临床试验过程中获得的相关药物的新信息进行更频繁的更新。根据 ICH-E6 指导原则，如进行重大更新，需要在更新前告知研究者，并在必要时与机构审查委员会、独立的伦理委员会和（或）监管机构（包括加拿大卫生部）进行沟通。

因此，除了更新 IB 之外，即使研究项目已经终止也需要向研究者说明如何识别、治疗和随访有此不良反应的患者。请参阅 ICH-E6《药物临床试验质量管理规范指南》了解研究者手册相关信息，来保障临床试验参与者的安全。

（B）更新试验方案。试验方案包括临床试验目的、工作计划、方法学、统计学考量和组织实施方案。为了符合加拿大《食品药品法》和《食品和药品管理条例》的要求，应在试验方案中明确说明针对某种不良反应所添加的监查计划，提醒所有研究人员注意这种变化。

（C）更新知情同意书。知情同意指参与者被告知可能影响其做出参加临床试验决定的各方面情况后，确认同意自愿参加临床试验的过程。该过程应当以书面的、签署了姓名和日期的知情同意书作为文件证明。考虑到上面所讨论的关于不良影响的信息是至关重要的。应按加拿大《食品药品法》和《食品和药品管理条例》的要求，在知情同意书上以通俗易懂的语言向参与者说明不良反应信息，以确保参与者能够就其是否参与临床试验做出知情决定。

（D）更新 PM。由于该药品并未在加拿大和其他国家上市，暂无 PM。因此，现阶段无需对该文件进行更新。如果申办方希望提交 NDS 以获得上市许可，则需要提交一份包含所需信息的原始 PM，其中包括有关不良反应的相关信息。

有关 PM 内容和形式的更多信息，可参见链接：http://www.hc-sc.gc.ca/dhp-mps/prodpharma/applic-demande/guide-ld/label_guide_ld-eng.php。

该药品批准上市后所获得的新安全性信息也应被纳入 PM，并且及时传递给医疗保健提供者、医院和公众。由于该药品未在市场上销售，因此不需要提供此类信息，但需要更新 IB、试验方案和知情同意书，以保障临床试验参与者的安全。

4.4 案例报告 4

4.4.1 生物仿制药及其监测

本病例报告涉及药品 E，该药品已根据参比生物制品（reference biological product，RBP）（药品 F）的数据提交了作为生物仿制药（biosimilar biological drug，BBD）上市的授权申请。需注意，药品 F 在加拿大未获得授权，但已在欧洲获得授权。

就辅料与浓度而言，药品 E 与药品 F 是完全相同的，其质量要求与药品 F 相似。药品 E 通过皮下输注给药，剂量和频率与药品 F 相当。药品 F 是一种单克隆抗体，可阻断肿瘤坏死因子 α。它是一种关键的人类肿瘤炎症细胞因子，参与多种炎性疾病的发病机制。药品 F 已获得 6 种适应证的许可，用于患有炎性疾病的患者。药品 F 被审批用于成人治疗的具体疾病包括类风湿关节炎（rheumatoid arthritis，RA）、强直性脊柱炎（ankylosing spondylitis，AS）、克罗恩病（Crohn's disease，CD）和溃疡性结肠炎（ulcerative colitis，UC）。它还被授权用于儿科 CD 和 UC。在减少非临床和临床数据库的基础上，申办方申请了药品 E 的上市审批，该审批包括药品 F 目前允许的所有信息和用途。大鼠重复剂量毒性比较研究表明，药品 E 和药品 F 在药理剂量、毒理学和毒代动力学效应方面具有可比性。药效学（pharmacodynamic，PD）和药代动力学（pharmacokinetic，PK）研究还表明，根据各种选定的药效学和药代动力学参数，无法区分药品 E 和药品 F。申办方已提交了一项安全性和有效性的Ⅲ期研究，以支持药品 E 和药品 F 之间不存在显著的临床差异。安全性和有效性的Ⅲ期研究是在成年 RA 患者中进行的，而药代动力学研究是在成年 AS 患者中进行的。尚无临床研究在患有上述其他炎性疾病（CD 和 UC）的患者中测试过该药物。因此，对于这些其他炎性疾病，这些适应证和用途的批准需要根据已提交的临床研究进行推断。药品 E 研究拟定的 PM 与药品 F 的 PM 相同。

问题 1：以下哪些研究是可取的？

（A）临床前研究。

（B）比较性药代动力学和药效学研究。

（C）用于评估疗效和安全性的研究。

（D）必须提交 RMPs。

（E）所有这些研究都是可取的。

答案：E。

（A）临床前研究。临床前毒性研究表明药品 E 在动物中具有良好的耐受性。然而，在皮下注射部位观察到了变化，这在皮下注射的药品中很常见。如果药品 E 被授权上市，应建议临床试验期间的参与者和批准上市后阶段的患者每天轮换注射部位，以减少与注射相关的局部风险。总之，申办方从临床前研究中提供的信息足以评估药品 E 的安全性并支持其在人类中的使用，前提是采取适当的安全预防措施，包括在使用过程中轮换注射部位。

如果药物被授权销售，则需要按照特定指南将这些安全预防措施添加到 PM 中。因此，生产企业应根据 BBD 指南和 PM 指导文件中提出的原则、实践和流程为 BBD 制定 PM（见附录 4）。

（B）比较性药代动力学和药效学研究。申办方进行了生物利用度研究来表征药品 E 的药代动力学参数以及药品 F 的比较性药代动力学和药效学研究。这些比较药代动力学和药效学研究以健康成年人为对象。根据申办方提交的数据，药品 E 和药品 F 之间的药代动力学和药效学参数具有可比性，药代动力学研究表明两者对于 AS 适应证具有令人满意的可比性。

因此，这些研究显示了药品 E 和药品 F 之间的生物利用度和生物等效性。有关比较生物利用度研究的更多信息，请读者查阅以下链接：指导文件：比较生物利用度研究的进行和分析（*Guidance Document*：*Conduct and Analysis of Comparative Bioavailability Studies-Canada.ca*）。

（C）用于评估疗效和安全性的研究。这项Ⅲ期研究的结论是药品 E 和药品 F 在疗效和安全性方面非常相似。总的来说，申办方对于评估药品 E 的疗效和安全性的要求做出了积极的回应。

（D）必须提交 RMP。根据生产企业指南（可在附录 4 找到对 BBD 的信息和提交的要求），在药品 E 审批上市之前，提交 RMP 非常重要。RMP 应该被设计用于追踪和检测与药品 E 的疗效和安全性相关的已知和潜在问题，这些问题可能对这些生物仿制药的获益 - 风险比产生影响。有关上市后阶段的监测和干预活动的更多信息，读者可以参考图 1.1。

问题 2：以下哪些注意事项是必须记住的？

（A）与标签相关的考虑因素。

（B）与替代概念相关的考虑因素。

（C）与互换性相关的考虑因素。

（D）与外推至其他适应证相关的考虑因素。

（E）与副作用可追溯性相关的考虑因素。

（F）所有这些考虑因素都是必不可少的

答案：F。

（A）与标签相关的考虑因素。药品 E 的标签必须与药品 F 不同，而不是此处所示的药品 F 的副本。BBD 的推广者不能将 RBP 的 PM 全部用于自己的药物。开发过程中需要为生物仿制药准备一份 PM，它必须符合生物仿制药指南中介绍的原则、实践和流程，以及读者资源部分中提供的有关 PM 的内容。

（B）与替代概念相关的考虑因素。由于 BBD 和 RBP 之间的差异以及可能出现的潜在风险，药剂师不应该用一个药物替代另一个药物。这些差异在不同的 BBD 与同一种 RBP 之间也存在。总的来说，用 BBD 替代 RBP 或反之可能会使患者面临意想不到的临床影响，因此为了确保患者的安全不建议这样做[6]。

（C）与互换性相关的考虑因素。当药物可以互换使用时，意味着 BBD 在生物学上与 RBP 相似，并且在任何患者身上会产生与 RBP 相同的临床结果。此外，如果该药物需要多次给药，那么在交替使用 BBD/RBP 时，疗效降低和安全性变化的风险应与反复使用 RBP 而不交替使用 BBD 时相同。然而，互换使用并非没有风险，决定哪种药物对患者最有利应由医生负责。

从科学和医学的角度来看，生物制品，无论其是 RBP 还是 BBD，如果没有强有力的临床数据支持，不应该互换使用。在加拿大，互换使用的概念是医疗保健系统的责任，该系统由各省和地区负责。加拿大卫生部不赞成将 RBP 与其 BBD 互换使用，并建议医生在治疗互换性方面做出充分明智的决策[6]。

（D）与外推至其他适应证相关的考虑因素。如果针对某个适应证证明了治疗相似性，那么在 BBD 的作用机制依赖于其与靶点的相互作用（即只有一种连接可能性）的情况下，可以将其推广到 RBP 的其他适应证。同时，需要注意的是，不同的治疗适应证可能导致的不良反应风险是不同的。

在加拿大，将数据推广到 BBD 所使用的标准要求通过对两种药物的整体比较来证明 RBP 和 BBD 之间的相似性。同时需要考虑的是，即使两种药物一般来说是可比较的，两种活性成分之间的细微差异可能会影响其作用机制；在这种情况下，不应该进行适应证的外推[6]。

还要注意的是，疾病的病理生理机制（适应证和用途）的差异会妨碍外推，而这对于 BBD 和仿制药来说都是如此[6]。

由于肠道炎性疾病（CD 和 UC）的病理生理与类风湿疾病（RD）不同（患者群体不同），因此无法将 RD 和 AS 的治疗外推到 CD 和 UC 上，因为缺乏特定的临床药代动力学和药效学研究。此外，肠道炎性疾病和风湿病之间的安全性特征也不同，这对于整个 TNF-α 抑制剂类药物来说都是如此。

特别是，只有在该药物与肠道炎性疾病相关联的情况下，青少年和年轻成年人中才会出现肝脾淋巴瘤的风险；考虑到这一点，将研究结果外推到这些适应证是不可接受的。

（E）与副作用可追溯性相关的考虑因素。在 BBD 上市后，针对不良反应的被动和主动监测活动应确保与这些新药相关的不良反应的可追溯性。除了一般药物相关不良反应监测所面临的挑战外，BBD 还带来了额外的挑战。因此，我们需要找到跟踪这些药物的不良反应的方式，例如提供药物的品牌名称和批号信息以进行追溯。

问题 3：以下哪项是正确的？

（A）RBP 是一个主要元素。

（B）BBD 须遵守与 RBP 相同的监管要求。

（C）RBP 和 BBD 之间必须有相似之处。

（D）以上所有内容均属实。

答案：D

（A）RBP 是一个主要元素。BBD 的概念适用于所有生物药品申请，其申办方寻求基于与已获批准的 RBP 的相似性通过上市审批 [6]。这种申请在一定程度上依赖于关于 RBP 的现有数据，以在 NDS 过程中提交一组简化的临床和非临床数据。在 BBD 的开发和上市审批过程中，RBP 是关键要素 [6]。

RBP 是 BBD 在研究中与之比较的药物，这些研究将确立两种药物之间的相似性。要被视为 RBP，生物药品必须首先在对质量、非临床和临床数据的完整评估的基础上通过审批 [6]。

（B）BBD 须遵守与 RBP 相同的监管要求。BBD 受到与 RBP 相同的法规的约束，这意味着 BBD 的生产企业必须符合《食品和药品管理条例》C 部分第 8 章的规定，包括 C.08.002、C.08.002 和 C.08.004 条，描述了与 NDS 相关的要求。对于 BBD，生产企业必须提交 NDS 供审查，这将为他们的上市申请提供基础，尽管与 RBP 所需的临床数据相比，所需的临床数据的范围可能不同或减小 [6]。

流程除了在 BBD 获得批准之前较严格外，还考虑了临床试验参与者安全相关的问题。BBD 生产企业还必须提供详细的风险管理计划，说明他们将如何在获批后的市场销售中管理和监测其药物相关的安全问题，以符合药物全生命周期的概念。

补充信息

评论 1 当 BBD 获得 NOC 时，它就被视为一种新的生物药品，即一种“完整”的药品，并需要遵守所有适用于生物制品的监管要求。因此，食品与药品法案和法规规定的数据保护、专利药品 NOC、专利法和知识产权法规适用于 BBD。另一方面，一种 BBD 不能表现为另一种 BBD 的其他形式。

与创新药物的情况类似，随着 BBD 的开发，公司必须证明其药品符合所有生物制品所要求的质量标准。因此，无论是 RBP 还是 BBD，它们都必须遵守《良好实验室规范》《药品生产质量管理规范》和《药物临床试验质量管理规范指南》（见附录 4）。

然而，通过利用公共领域中关于 RBP 的现有信息，生产企业可以缩短 BBD 的开发时间，这也将减少生产相关的成本 [6]。

评论 2 在加拿大进行的涉及 BBD 的临床研究受加拿大《食品和药品管理条例》C 部分第 5 章的规定约束（见附录 3），这部分描述了在加拿大进行的人体临床试验的规定。临床试验申请应按照加拿大卫生部的《加拿大健康临床试验指南》（*Health Canada Clinical Trial Guidelines*）进行提交。

在申请审批时，申办方必须提供《食品和药品管理条例》C.05.005 条中规定的所有信息。如果在加拿大进行的临床试验中使用了 RBP，生产企业必须提供数据以验证药物的安全性，并且这些数据必须满足 RBP 的要求。

（C）**RBP 和 BBD 之间必须有相似之处**。为了确定 BBD 和选择的 RBP 之间的相似性，生产企业必须进行可比性评估。可比性评估分为 3 个阶段，即：

i. 在质量方面，可比性涉及物理化学特性（活性物质及其杂质的分子组成）和生物特性（功能活性和产生预期效果的能力）的比较；

ii. 药理学上的可比性（例如体外分析，如与受体的结合或基于细胞的试验，以及在适当动物模型体内进行的药效学研究）；

iii. 临床可比性（先进行比较性药代动力学和药效学研究，然后进行比较性疗效和安全性研究）。与 RBP 批准相比，BBD 批准的非临床和临床要求通常更为有限，因为它在一定程度上依赖于 RBP 的数据；

iv. 评估主要基于 RBP 和 BBD 之间的比较性研究数据，根据一个简化的计划进行。简化的临床试验不仅有助于避免对人体进行不必要的测试，还能降低与临床试验相关的开发成本。

问题 4：因为比较药物在加拿大没有通过审批，所以这个申请必须被拒绝。

正确或错误？

答案：错误。

根据该指南，在某些情况下，生产企业可能会使用未经加拿大授权的 RBP[6]。

为此，生产企业必须证明其符合以下条件：

i. 需展示足够的信息来详细解释两个药物之间的联系，并确认这两个药物是由同一家制药公司销售的（对于创新生物制品），或由同一公司在加拿大批准销售的相同药物成分和制剂形式进行销售。

ii. 申办方应确保加拿大的 RBP 具备足够的信息和数据，以支持提交申请；

iii. 在加拿大，RBP 必须来自与负责审查该提交的监管机构建立了联系的国家，如欧洲国家；

iv. 在加拿大，RBP 需在一个正式加入 ICH 指南，具有药物评估、上市后监测和类似加拿大的可比性方法的监管标准和指南的国家中进行大规模市场推广；

v. 如果在加拿大的临床试验中使用了 RBP，必须提供数据以满足《食品和药品管理条例》C.05.005 条下的化学和制造要求；最后

vi. 申办方必须在药物开发过程的早期与监管机构联系，以核实 RBP 的适用性。申办方满足了这些条件，仅仅基于 RBP 在加拿大没有通过的事实来拒绝该申请是不正确的。

问题 5　在没有支持该适应证的数据的情况下，不能对其适应证进行推断。

正确或错误？

答案：错误。

根据指南，BBD 的申办方提出的任何声明都必须由适当的科学数据支持，这通常包括使用 BBD 获得的安全性和有效性数据。然而，有时在没有这些临床数据的情况下，仍可能允许 BBD 使用与 RBP 相关的额外信息进行展示。

在某些情况下，通过呈现比较性药代动力学和药效学研究数据来建立两个或多个适应证之间的桥梁可能是足够的。当理由具有说服力，并在科学上有良好的记录支持时，也可能可以推断出其他适应证的临床数据。

推断应基于以下理由进行合理的证明：①药物的作用机制；②疾病或相关疾病的病理生理机制；③该疾病和（或）相应人群的安全性配置文件；④与 RBP 相关的临床经验。

为了充分支持数据的推断，应提供一份详细的科学证明，充分论述该展示的获益和风险。因此，在一种情况下，可以在个案基础上从具有相同适应证的不同人群的数据中推断出适应证。欲了解更多信息，请参阅 BBD 指南的读者资源部分。

4.5 案例报告 5

4.5.1 罕见病以及如何应对少数患者

我们现在处理的罕见遗传病与编码特定蛋白质的基因水平的突变有关。这些突变导致某些炎症细胞因子不受控制地增加，这些细胞因子被认为是造成这种由 4 种常染色体显性遗传病组成的孤儿特发性炎性疾病的临床表现和病理学的原因。每种疾病都有一些常见的反复出现的症状，例如发热 / 发冷、关节痛、疲劳和其他症状。症状通常出现在童年晚期或青春早期。据估计，加拿大有 25 ~ 40 名患者受到这种疾病的影响，这非常符合孤儿病的定义。加拿大尚无针对这种罕见遗传病的批准治疗方法。

药品 H 是一种经过基因改造的人源化单克隆抗体，具有高亲和力，可阻断这些炎症细胞因子的活性。它是同类药物中的第一个，在加拿大被建议用于治疗患有此疾病的患者。申办方正在争取该药物的销售授权，以治疗成年人和 9 岁及以上儿童的这种罕见病。一些国家提交的疗效数据提供了足够的证据来推断药品 H 可以有效减少此疾病患者的体征和症状。

目前可用的安全性数据表明，只要采取安全措施以促进识别和治疗与该疗法相关的不良反应，与该药品相关的风险是可控的。因此，获益 - 风险比被认为是可以接受的。

问题 1：孤儿病研究有哪些限制？

（A）限制包括在这些疾病的临床评估中没有为研究者提供正式的监管指导。

（B）几乎没有关于此疾病管理的预先制定的临床实践指南。

（C）考虑到临床试验涉及的参与者数量较少，有效性和安全性信息相当有限。

（D）以上所有内容均属实。

答案：D。

（A）限制包括在这些疾病的临床评估中没有为研究者提供正式的监管指导。 加拿大卫生部目前正在制定一种指定、批准和跟踪孤儿药的方法，以使它们对患有罕见病的加拿大人有益；但目前，在这些疾病的临床评估方面还没有正式的监管指南供研究人员使用。

这种新方法保留了基于临床试验的当前要求，并将得到国际合作伙伴之间加强信息交流的支持。批准的药品将持续受到监控，以确保其在全生命周期的有效性和安全性。

（B）几乎没有关于此疾病管理的预先制定的临床实践指南： 对这些患者疾病的严重性的估计和评估是以医生的临床判断和对患者病史的了解为基础的，因此需要对患者进行解释。如前所述，大多数时候，没有关于罕见病或孤儿病的临床实践指南，这可能导致研究人员和医生在评估这些疾病时缺乏一致性。

（C）考虑到临床试验涉及的参与者数量较少，有效性和安全性信息相当有限：考虑到我们正在应对一种罕见病，临床研究是以小样本量进行的，尤其是在儿科人群中。对于与此疾病相关的 4 种不同基因型，没有对照研究、安慰剂或其他研究。然而，在此疾病没有审批合格的治疗方法的情况下，这是可以接受的。此外，关于长期使用药品 H 治疗该疾病的有效性和安全性的数据有限。

显然，需要有关目前该药品的功效、安全性和药代动力学研究数据的累积报告以及患者登记。如需了解更多信息，请读者查阅《加拿大卫生部（2016）：监管举措：修订食品和药品管理条例的法规—孤儿药—2016—2018 年远期监管计划》。*Regulatory Initiatives-Forward Regulatory Plan*：*2016-2018-Canada.ca* 的网址是 http://www.hc-sc.gc.calahc-asc/legislationl acts-reg-lois/frp-ppr/2016—2018/odrd-momr-eng.php.

问题 2：当药物通过审批时，我们应该考虑什么来确保我们保持良好的获益 - 风险比？

（A）提交有关所有不良反应的详细信息，包括感染、免疫原性反应、肝毒性反应以及所有药品 H 试验期间产生的其他反应。

（B）以 SNDS 的形式提交与药品 H 治疗该疾病的疗效和长期安全性相关的所有研究报告。

（C）以 SNDS 的形式提交与通过表型分析的药品 H 相关的所有研究报告。

（D）提交用于评估获益 - 风险比的数据，包括在其他司法管辖区（FDA、EMA 等）收集的数据。

（E）提供与药品 H 相关的不良反应的药物警戒计划：包括 PBRER、风险管理计划、DSUR 等，以及药品 H 的 PM 的所有更新。

（F）提供其他司法管辖区提交的所有报告和信件，包括后续承诺、批准后营销的义务等。

（G）在 NOC 颁发、登记计划和登记程序后立即为接受药品 H 的加拿大患者登记。

（H）以上所有内容均属实。

答案：H。

对于所有其他医疗产品，应提交不良事件报告，以符合《食品和药品管理条例》C.01.017 条的规定：生产企业应在收到或了解信息后 15 天内（以较早者为准）向部长提交与以下严重药物不良反应有关的所有信息的报告：

（a）在加拿大发生的与该药物有关的任何严重药物不良反应；

（b）在加拿大境外发生的与该药物相关的任何严重的非预期的药物不良反应。

每个需要快速报告的意外严重不良反应必须根据《食品和药品管理条例》C.05.014 条以及 ICH-E2A《临床安全数据管理指南：快速报告的定义和标准单独报告》（可在附录 4 中找到）。

由于它是一种孤儿病，因此必须向监管机构提供该项目的计划以及接受药品 H 的加拿大患者的登记程序，其中包括：

（1）有关登记计划的所有报告和信件；

（2）来自登记处的成人和儿童的定期安全性和有效性数据；

（3）退出临床研究的患者名单及其记录，以及退出日期、原因等相关信息。

尽管在人群中进行的临床研究因这些疾病的患病率较低而受到限制，但在批准上市后阶段常用的安全性和有效性评估策略（例如上市后 Meta 分析和不良反应自发报告）也具有有限的适用性。

因此，其他方法学方法，包括疾病自然史的药物流行病学研究、适当的临床试验、上市审批前随机对照试验的 Meta 分析以及使用患者登记数据的流行病学研究，对于预防孤儿药的不良反应至关重要。

贝叶斯分析和电子数据库是主动监测孤儿药相关不良反应的重要方法。有关药物不良反应的主动和被动监测的更多信息，请读者回顾本书的前面部分。

4.6 案例报告 6

4.6.1 药物流行病学研究及相关考虑事项

药品 I 是一种人源化单克隆抗体，选择性结合和中和血管内皮生长因子（抗 VEGF）的生物活性。它在加拿大、美国和欧洲被授权用于治疗乳腺癌和结肠癌。对于结肠癌，药品 I 的授权剂量为 200 mg/d；而对于乳腺癌，剂量为 400 mg/d，分两次服用。全球每年有数千名患者接受药品 I 的治疗。自 2010 年以来，已经有 60 多例病例报告，描述了使用药品 I 后发生颅内出血的情况。受影响的患者主要是 45 ～ 70 岁的女性，她们在乳腺癌治疗中使用了药品 I 。在 2006 年 1 月至 2016 年 1 月期间，共报告了 44 例与乳腺癌（32 例）和结肠癌（12 例）使用药品 I 相关的自发报告的颅内出血病例。生产企业通过 Naranjo 算法（见案例报告 3）评估这些病例与使用药品 I 的可能性关联。针对这些自发报告病例的关注，已经开展了一项比较性观察性研究，参与者为 45 ～ 70 岁的男性和女性，旨在评估药品 I 与乳腺癌和结肠癌病例中颅内出血事件之间的关联。颅内出血的诊断是基于临床症状和（或）在脑部计算机断层扫描或脑部磁共振成像上观察到的蛛网膜下腔出血征象，或通过腰穿液中黄染的存在来进行的。

符合标准包括年龄在 45 ~ 70 岁，在颅内出血发作后 30 天内进行完整访谈以减少回忆偏倚的可能性；不存在可能增加出血风险的脑损伤史，如动脉静脉畸形、肿瘤或动脉瘤；以及先前没有颅内出血史。由于药品 I 的作用机制，接受该药品治疗的患者出血风险较高。根据现有文献，全球颅内出血的发生率为每百万人口每天 0.6 例。

问题 1：在以下药物流行病学研究中，您应该青睐哪一项？

（A）随机对照试验。

（B）前瞻性队列研究。

（C）病例对照研究。

答案：C。

（A）随机对照试验具有减少偏倚影响（内部真实性更高）的优势。RCT 是一种前瞻性实验，将患者随机分配到接受或不接受待测药物的组中评估这两组中事件的出现情况。然而，由于将潜在有害的暴露分配给一组患者的伦理问题，RCT 并不总是可行的（请见案例报告 8）。因此，A 不是最佳答案。

（B）前瞻性队列研究包括随时间对预先确定的一组患者进行随访。在一段设定的随访期后，可以将暴露组和未暴露组进行比较，以确定暴露组与未暴露组在发生感兴趣的不良事件的风险上是否存在较大差异。这些研究给逻辑上或伦理上无法进行 RCT 的情况提供了替代方案。

当所研究的感兴趣事件很少发生时，前瞻性队列研究需要大量时间和资源才能展示出显著趋势。因此，B 不是最佳答案。然而，请注意，如果已经有回顾性队列研究，那么这将是一个可行的替代方案。

（C）病例对照研究涉及两组患者：研究者选择一组具有感兴趣事件，另一组没有该感兴趣事件，回顾性评估他们是否暴露于某因素。当感兴趣的事件很少发生或需要很长时间才能发展时，这种研究尤其有用。这里感兴趣的事件（颅内出血）是罕见的，这使得病例对照研究非常合适。由于伦理和（或）逻辑问题无法进行随机对照试验或前瞻性队列研究，最佳答案是 C。

请注意，存在类似的比较组是必要的，因为这对结果的可信度有很大影响。使用这三种研究模型，可以创建基线特征相似的比较组。有关比较组的更多信息，请参见附录 4 中的 ICH-E10 指南。

补充信息

评论 1 病例对照研究首先涉及选择病例。例如，为了了解暴露于 X 是否增加了患 Y 疾病的风险，我们首先选择一组患有 Y 疾病的患者。选定病例后，选择对照组（类似的患者但不患有 Y 疾病），然后回顾性地调查哪些病例和对照暴露于 X。然后，我们可以计算一个比值比（OR），检验病例组与对照组相比暴露于 X 的概率是否更大。

另一方面，在回顾性病例研究中，我们识别出一个曾因其他目的而被长期随访的患者队列。这个队列中的一些患者将患有 Y 疾病，其他人则没有。然后，我们回顾他们在队列最初创建时的暴露情况，然后确定在此时点上患有疾病的人。

这与前瞻性队列研究不同，我们会从一开始就根据暴露情况收集队列，并随着时间的推移进行跟踪。简而言之，在病例对照研究中，首先确定病例，然后回顾性评估暴露情况，而在队列研究中，病例随着时间逐渐确定，属于前瞻性研究。

问题 2：您应该注意以下哪些问题？

（A）比较组之间的相似性是什么？

（B）比较组之间的暴露和结果是否以相同的方式测量？

（C）暴露与结果之间的关联强度是多少？

（D）估计风险的准确性如何？

（E）风险的大小是多少（即其临床重要性有多大）？

（F）临床实践是否应该因本研究的结果而改变？

（G）以上所有内容均属实。

答案：G。

（A）比较组之间的相似性是什么？这个问题极大地影响结果的可信度。理想情况下，在随机对照试验和队列研究中，比较组除暴露因素外应完全相似；在病例对照研究中，比较组应在关注的事件上有所不同。从理论上讲，随机对照试验是确保比较组在已知或未知结果的各种决定因素（除了暴露因素）上同质性的最佳研究。

鉴于队列研究和病例对照研究的观察性本质，非常重要的是这些研究要以预先确定的排除 / 纳入标准进行，以确保参与者在基线特征上相似。因此，非常重要的研究人员是仔细记录两个比较组的特征，并证明它们的相似性或对其差异进行统计控制。两组之间的某些特征差异可能代表混杂因素。

即使研究人员控制了混杂因素或证明了它们在两组中的等同性，仍可能在研究人员未意识到的其他混杂因素之间出现不平衡存在其他混杂因素的不平衡，从而影响研究结果。

（B）暴露和结果在比较组之间是否以相同的方式进行测量？在评估暴露时，病例对照研究容易受到回忆偏倚、研究者偏倚和选择偏倚的影响。研究者可能采取策略来尽量减小这些偏倚，以确保研究的假设既不为研究者所知，也不为参与者所知（双盲设计）。

在病例组和对照组中，暴露应以相同的方式进行测量，否则真实风险可能会与研究报告的结果不同：如果对照组的风险更高，则真实风险可能更高；如果对照组暴露较少，则真实风险可能更低。在我们的例子中，暴露在病例组和对照组中以相同的方式进行测量。如前所述，病例对照研究通常容易受到某些回忆偏倚和研究者偏倚的影响。

我们可以通过在参与者不知道假设并在事件发生后不久进行问询时使用非常结构化的访谈来避免回忆偏倚。在我们的例子中，发生颅内出血事件后 30 天内进行了完整的访谈，这是可以接受的。有几种策略可用于减少选择偏倚的可能性，包括监测活动病例和确定客观的符合条件。

（C）**暴露和结果之间的关联有多强？**由于可能存在未进行统计调整的混杂因素，队列研究和病例对照研究中的关联强度始终会降低。在随机对照试验和队列研究中，相对危险度是表达暴露与结局关系最常见的方式。在病例对照研究中，使用的是 OR。当感兴趣的事件在人群中不常见时，如在所选样本的人群中所观察到的情况，OR 接近相对危险度。

在这种研究中，关联的强度会较低，因为病例对照模型中使用的一些混杂因素可能无法被识别。在本研究中，关于药品 I 和颅内出血之间的关系，病例对照研究的 OR 非常高（暗示了强烈的关联）。如下所示，比值比为 9.98，95% 置信区间为 5.5 ~ 14.2，$P = 0.02$。

在所有适应证中使用药品 I 的女性中，关系的强度显著较高，OR 为 2.00，95% 置信区间为 1.00 ~ 4.00，$P < 0.05$。然而，在患有结肠癌的女性中，药品 I 与颅内出血之间没有显著关联。

因此，可以认为在女性中，药品 I 与颅内出血之间的关联是药品 I 使用与乳腺癌之间强烈关联的结果。对于男性结肠癌患者，药品 I 的使用与颅内出血之间的关联并未被证明显著。可以使用 2 × 2 列联表（表 4.1）来计算比值比，根据以下方程式：OR = $(a/c)/(b/d)$ 或 $(a \times d)/(b \times c)$。

表 4.1　2 × 2 列联表示例

患者	不良事件（病例）	无不良事件（对照）
暴露	680	300
无暴露	125	550

$$
\begin{aligned}
OR &= (680/125)/(300/550) \\
&= 5.44/0.545 \\
&= 9.98
\end{aligned}
$$

（D）估计的风险有多准确？我们可以通过检查置信区间来确定评估的准确性。95% 的置信区间意味着我们有 95% 的把握真实的风险度量值位于给定的区间内。如果区间很大，风险评估被认为不够精确，这通常是样本量较小的结果。为了缩小置信区间的范围，需要更大的样本量。置信区间对于确定评估的统计显著性也很重要。

RR 为 1 意味着两组之间的风险没有差异，OR 为 1 意味着一个组中发生感兴趣事件的机会与另一个组中发生该事件的机会相同。当 95% 置信区间包含 1 时，风险评估被认为不具有统计显著性；因此，我们可以以 95% 置信区间得出结论，两个比较组之间没有差异。

当置信区间完全落在 1 的下方或上方时，评估被认为具有统计显著性。例如，如果我们计算得到一个比值比为 2.0，95% 置信区间为 0.8 ～ 3.0，可以得出以下结论：观察到了结果 X 的可能性增加；然而，这种增加在统计上并不显著。

相反，如果我们计算得到一个比值比为 2.0，95% 置信区间为 1.20 ～ 3.0，我们可以得出结论：观察到了结果 X 的可能性增加，并且这种增加具有统计学显著性。

总之，当 95% 置信区间完全落在 1 的下方或上方时，评估被认为具有统计显著性。本研究的“积极”结果是乳腺癌患者使用药品 I 与颅内出血的比值比为 9.98。该比值比的 95% 置信区间为 4.5 ～ 14.2。区间的最低值（4.5）高于 1，因此我们可以说乳腺癌病例中使用药品 I 与颅内出血之间存在正向关系。

对于这种情况，没有发现其他关系具有统计显著性。例如，使用药品 I 治疗结肠癌的男性似乎具有较低的颅内出血风险（OR=0.6，95%CI 为 0.20 ～ 2.00）；然而，在临床环境中解释这一结果是不清楚且不太可能的。OR=2.00 表明我们不能排除接受药品 I 治疗的男性具有较高颅内出血风险的可能性。然而，置信区间包含 1，意味着风险评估被认为不具有统计显著性。

（E）风险的幅度有多大（即其临床重要性有多大）？即使 RR 或 OR 非常高，也不意味着这种关系一定具有临床意义。这些指标不能衡量当前暴露频率、问题的复发率或问题的严重程度。我们可以通过使用 NNT 作为一种度量标准（治疗所需人数）来评估风险的幅度。

NNT 是为了预防额外不良结果（死亡、出血等）而需要治疗的患者数量。例如，如果一种药物的治疗所需人数为 3，意味着你需要用该药物治疗 3 个人才能预防一个额外的不良结果。

要计算 NNT，你需要知道绝对风险须减少；NNT 是绝对风险减少（ARR）的倒数：NNT = 1/ARR。其中 ARR= 对照事件率（CER）－实验事件率（EER）。然后我们计算有害效应（NNH）。

NNH是一种流行病学方法，它表示平均需要在特定时间内接触到一种风险因素的患者数量，才会对本来不会受到伤害的一个其他患者造成伤害。它被定义为可归因风险的倒数。

直观地说，NNH越低，风险因素就越大。NNH类似于NNT：NNT通常指治疗干预，而NNH指有害效应或风险因素。NNH是根据“暴露”和“非暴露”计算的，并且可以针对原始数据或校正了混杂因素的数据进行计算。

必须指定一个明确的终点。如果已知暴露组和非暴露组该终点的发生率，那么NNH计算公式为1/（暴露组发生率－非暴露组发生率）。这个量也可以解释为可归因风险的倒数或1/AR。

NNH是循证医学中的重要指标，它有助于医生决定是否明智地进行特定治疗，即使该治疗可能会对患者造成伤害，同时提供治疗获益。如果一个临床终点在没有该药物的情况下已经足够严重（例如死亡、出血），如果NNT（副作用或药物获益的相反情况）小于NNH，仍然可能在特定情况下使用NNH较低的药物。

然而，NNH存在着几个重要问题，包括偏倚和缺乏可靠的置信区间，以及在排除两种治疗或两个组之间没有差异的可能性方面的困难。在本研究中，风险的幅度被估计为每1857名妇女中有1名在使用药品Ⅰ时可能出现颅内出血。医学文献中记录的45～70岁的人群的颅内出血的发生率为每百万人每天0.6例。然而，这只是基于计算得出的OR的估计值，并且考虑到全球每年有数千名患者使用药品Ⅰ，从临床上来看，这可能具有重要临床意义。

补充信息

评论1 在这一点上，重要的是要理解一般规律，病例对照研究无法用于计算ARR，因为只有队列研究或随机对照试验才能计算出这种影响。当事件的患病率非常低时，OR非常接近RR。在患病率低的情况下，应使用一个方程式，其中我们使用OR来获得使用两个值［计算得到的OR和患者的预期事件率（patient’s expected event rate，PEER）］近似计算NNH。根据文献，暴露的频率是45～70岁人群每天每百万人中的0.6例。有关此方程的更多信息，请参阅“循证医学中心”（The Centre for Evidence-Based Medicine）以下链接：http://www.cebm.net/number-needed-to-trent-nnt/.

该方程如下：

$$\begin{aligned}
NNH &= \{[PEER \times (OR-1)]+1\} / [PEER \times (OR-1) \times (1-PEER)] \\
&= [0.00006 \times (9.98-1)+1] / [0.00006 \times (9.98-1) \times (1-0.00006)] \\
&= (0.00006 \times 8.98+1) / [0.00006 \times 8.98 \times 0.99994] \\
&= 10\,005\,388/0.0005387677 \\
&= 1857\text{（人）}
\end{aligned}$$

每治疗 1857 名患者中，会有一名患者发生颅内出血。

根据国际医学科学组织委员会（CIOMS）的标准，发生率在 1/10 000 至 < 1/1000 之间被认为是罕见的（见 http：//www.cioms.ch/）。

（F）根据这项研究的结果，是否应修改临床实践？为了回答这个问题，需要考虑关联的强度和研究的模型。在一个可靠的研究模型中，即为良好的 RCT，即使风险增加很小，也可能代表着真正的有害效应。另一方面，如果使用较不严格的研究模型，如队列研究和病例对照研究，我们是否需要更大的风险增加才能考虑到真正的有害影响？

在这些研究中，风险的小幅增加可能是研究模型中微妙缺陷的结果。我们必须考虑以上讨论的风险幅度。即使在仔细研究了研究设计的所有方面之后，改变临床实践的问题仍然可能是一个难题。我们还必须考虑减少或消除暴露的后果。

考虑到这种不良事件的严重性，还应通过 PM 向医疗保健提供者提供具体的指导，以帮助识别患者的风险。这些指导包括具有高血压病史、动静脉畸形、脑部肿瘤或动脉瘤家族史、接触过抗炎药物或抗凝药物等的患者。

还应提供关于颅内出血患者治疗的具体指导，包括在出现这种不良药物反应时停止药品 I 的使用。

问题 3：在我们的例子中，使用这种研究设计存在高的关联率（OR=9.98），这种设计很容易受到混杂因素和偏倚的影响。以下哪些监管措施应该采取，以最小化颅内出血的风险？

（A）仅针对乳腺癌适应证，将药品 I 从市场上撤回。

（B）将药品 I 从市场上撤回，不再用于结直肠癌适应证。

（C）将所有抗血管内皮生长因子（anti-VEGF）药物从市场上撤回，不再用于乳腺癌适应证。

（D）通过向 PM 中添加有关颅内出血和乳腺癌风险的特定安全指示，保留药品 I 在乳腺癌和结直肠癌适应证的市场上。

答案：D。

尽管药品 I 与乳腺癌患者颅内出血之间存在强烈的关联（OR=9.98），但根据 NNH 以及 CIOMS 的定义，这种事件的发生频率较小。基于这些结果，我们可以估计获益 - 风险比仍然是正向的。因此，建议撤回药品 I 在市场上用于乳腺癌似乎是不合理的。同样，建议撤回药品 I 在市场上用于结直肠癌也是不合理的。药品 I 用于结直肠癌的治疗仍然被广泛使用，并且在这些患者中已经证明了其有效性。

由于提供的信息并没有显著改变获益 - 风险比，因此不应取消这个适应证。即使药品 I 在这两个适应证的情况下具有相同的分子实体，但剂量和使用药物的人群是不同的，这解释了风险差异。

同时，撤回市场上所有用于乳腺癌适应证的抗血管内皮生长因子药物也不可接受。然而，这些结果生成了一个信号，必须对市场上其他同类药物进行分析，以确定这个风险是否仅与药品 I 有关。如果这个分析还能检测到乳腺癌患者在其他同类药物中存在颅内出血的风险，就必须建立关于乳腺癌适应证的安全措施，包括修改所有抗血管内皮生长因子的 PM，向医疗保健提供者和患者发出信函。

因此，最佳答案是通过在该药品的 PM 中添加与颅内出血风险相关的具体安全信息，保留药品 I 在市场上用于乳腺癌。

考虑到这种不良事件的严重性，还应提供具体指导，以帮助医疗保健提供者识别处于风险中的患者，包括具有高血压病史、脑部动静脉畸形史、肿瘤或动脉瘤家族史、脑内出血病史、接触过非甾体抗炎药物、抗凝药物等的患者。

还应提供关于颅内出血患者治疗的具体指导，包括在出现这种不良药物反应时停止使用药品 I 。

4.7 案例报告 7

4.7.1 药物严重不良反应的评估和管理

一名 42 岁的女性被诊断为肾源性贫血后，开始使用药品 J 治疗，药品 J 是一种促红细胞生成素刺激剂，用于治疗若干年前诊断为慢性肾衰竭而引起的贫血。患者每周两次静脉注射药品 J，每次剂量为 5000 IU。患者既往病史包括 1 型糖尿病伴血液透析慢性肾衰竭和继发于肾衰竭的贫血，未报告其他合并用药。

开始药品 J 治疗约 5 个月后，患者血红蛋白下降至 49 g/L 并依赖输血，网织红细胞计数为 36（N：10 ～ 100）。全血细胞计数显示：多形核嗜酸性粒细胞绝对计数 0.3（N：0.0 ～ 0.5），淋巴细胞绝对计数为 1.6（N：0.5 ～ 3.5），单核细胞绝对计数为 0.6（N：0.2 ～ 0.9），中性粒细胞绝对计数为 5.9（N：1.5 ～ 8），嗜碱性粒细胞计数为 0.1（N：0.0 ～ 0.1），红细胞压积为 0.22（N：0.38 ～ 0.50），血红蛋白为 69（N：130 ～ 170），平均红细胞血红蛋白浓度为 332 g/L（N：320 ～ 360），平均红细胞体积为 86（N：80 ～ 97），平均血小板体积为 8.2（N：7 ～ 11.5），血小板计数为 375（N：140 ～ 400），红细胞数为 2.45（N：4.10 ～ 5.60），红细胞分布宽度为 19.4（N：12 ～ 15），白细胞数为 8.1（N：4 ～ 11）。骨髓检查显示为正常细胞，但成熟的成红细胞占 0.4%。

问题 1　根据以上信息，您的主要诊断是什么？

（A）再生障碍性贫血

（B）先天性纯红细胞再生障碍性贫血

（C）继发于药品 J 治疗的纯红细胞再生障碍（pure red cell aplasia，PRCA）

（D）因其基础疾病引起的贫血

答案：C

（A）再生障碍性贫血。再生障碍性贫血是骨髓和干细胞受损的结果，会导致 3 种类型的血细胞缺乏（全血细胞减少）：红细胞（贫血）、白细胞（白细胞减少）和血小板（血小板减少）。

再生障碍是指干细胞不能产生成熟血细胞，在青少年和 20 多岁中更常见，但在老年人中也很常见。它可由暴露于化学品、药物、辐射、感染、免疫系统疾病和遗传引起。在超过一半的病例中原因不明，通过骨髓活组织检查来确认诊断。

正常骨髓中含有 30% ～ 70% 的干细胞，但在再生障碍性贫血的情况下，这些细胞经常缺失或被脂肪取代。因此，考虑到上述信息中不包括血小板和白细胞缺乏，再生障碍性贫血不太可能。

（B）先天性纯红细胞再生障碍性贫血。也称为遗传性 PRCA，是一种先天性红系再生障碍，存在于儿童期。这种类型的贫血表现为红细胞数量减少（贫血），但血小板和白细胞等血液的其他细胞指标是正常的。鉴于上述患者的病史中未见该诊断，且患者的贫血继发于几年前开始的肾衰竭，在儿童期之后很久，因此这种诊断不太可能。

（C）继发于药品 J 治疗的 PRCA。PRCA 是干扰红细胞形成的罕见病。该症患者骨髓中几乎没有成红细胞，但白细胞和血小板的产生是正常的，其特征包括严重贫血、网织红细胞计数少于 1%，以及骨髓中成熟成红血细胞少于 0.5%。而上述患者的骨髓检查呈现正常细胞性。

（D）因其基础疾病引起的贫血。贫血在患有肾病的人中很常见。健康的肾会产生一种叫作促红细胞生成素的激素，这种激素刺激骨髓产生适当数量的红细胞，并将氧气输送到重要器官。然而，患病的肾不能产生足够的促红细胞生成素，这导致骨髓产生的红细胞较少。贫血的其他常见原因包括血液透析导致的失血以及铁和叶酸水平低。

这些来自食物的营养素能帮助红细胞产生输送氧气的血红蛋白。上述病例中已要求对促红细胞生成素的抗体进行检查，并证实为阳性，确认诊断为与服用药品 J 相关的 PRCA，因此，最佳答案是 C。

问题 2：如果你使用 Naranjo 算法来评估这种贫血和药品 J 之间的因果关系，你的结论是什么？

（A）相关，评分＞ 9。

（B）很可能相关，评分为 5 ～ 8。

（C）可能相关，评分为 1 ～ 4。

（D）不太可能相关，评分为 0。

答案：C

根据 Naranjo 算法，该 PRCA 的出现可能与研究药品 J 有关，评分为 +4，详情如下：之前有使用药品 J 出现该反应的结论性报告（+1），在使用药品 J 后出现了不良反应，存在时序关系（+2），最后，如果我们参考本病例报告中提供的实验室结果，则 PRCA 的存在被客观证据证实（+1）。因此，最终评分为 +4（可能相关）。

注意，鉴于未列出可作为替代解释的合并用药，因此应谨慎解释该评估结果，Naranjo 算法的评分可以降低到 +2。尽管存在这种可能性，但对该病例的评估仍表明该事件可能与药品 J 的使用有关。

还需注意的是，PRCA 与抗体相关，并且在使用其他促红细胞生成素刺激剂治疗后数月甚至数年内都有相关报告。因此，怀疑药品 J 可能与 PRCA 事件相关是合理的，这与其他促红细胞生成素药物的已知安全性特征一致。

问题 3：您需要什么来确保获得准确的获益 - 风险比，以确定药品 J 与 PRCA 之间的关系？

（A）对公司临床试验数据库中类似病例的全面评估。

（B）流行病学分析和医学文献数据整合。

（C）包括加拿大警戒和 WHO 数据库数据在内的批准前和批准后与药品 J 相关的 PRCA 病例评估。

（D）以上都是。

答案：D

药品 J 是最近批准用于通过刺激促红细胞生成素的作用来治疗肾性贫血的促红细胞生成素刺激剂。PRCA 是与刺激促红细胞生成素的几种同类药物相关的已知不良反应。有临床前证据表明药品 J 与 PRCA 之间存在关系。

先前研究在家兔中评估了药品 J 静脉给药对 PRCA 的影响，该影响与给药剂量成正比，因此，用药品 J 治疗人类患者也可能与这种不良反应相关。

对临床试验数据、流行病学研究数据、医学文献数据和批准后活动的自发报告进行的评估显示，接受药品 J 的患者中 PRCA 发生率较低（$< 1\%$）。该评估发现了接受药品 J 治疗的患者中其他 50 例 PRCA 病例。即使发现了与该因果关系评估相关的混杂因素，也不能排除潜在的因果关系。

考虑到 PRCA 病例已在临床背景和批准后上市环境中报告，并且鉴于事件的严重性，即使该不良反应的发生率较低也必须采取风险管控措施，以确保临床试验参与者和真实生活中患者的安全性，旨在确保药品 J 在全生命周期中的获

益 - 风险比保持有利。

问题 4：您将如何传达风险，以确保临床试验参与者和真实生活中患者的安全？

（A）更新 IB。

（B）更新研究方案。

（C）更新知情同意书。

（D）更新 PM。

（E）向医疗保健提供者发出信函并向公众发出信函。

（F）以上都是。

答案：F

药品 J 仍在临床试验中使用，因此应更新 IB、研究方案和知情同意书，以确保这些临床试验的研究人员和参与者充分了解该风险。

药品 J 是最近批准的药品，因此应在 PM 中更新该信息，并应提供如何预防、识别和治疗这种不良反应的说明，还应提供关于出现该药物不良反应时最终中断 / 停止该药品的具体说明。

药品 J 是红细胞生成素刺激剂，且上述风险是同类药物的已知风险，因此应确保药品 J 的标签与同类其他药物具有可比性。

最后，由于 PRCA 是一类严重的医疗事件，因此应将此信息传达给医疗保健提供者和公众，以告知他们药品 J 与此不良反应之间的关系。

4.8 案例报告 8

4.8.1 自发病例报告的比值失衡分析

药品 K 是一种特异性针对人 B 细胞的单克隆抗体，用于治疗系统性红斑狼疮。目前尚未在孕妇中进行药品 K 的正式研究，建议在孕期不应使用药品 K，除非对母体的潜在益处高于对胎儿的潜在风险。

本研究进行了加拿大警戒和 WHO 数据库检索，查找 1995 年 1 月 1 日至 2016 年 9 月 30 日期间报告的主要先天性畸形自发性个体病例报告。

本研究旨在将与药品 K 相关的重大先天性畸形事件与用于治疗系统性红斑狼疮的其他疗法（包括生物或抗类风湿药物）相关的类似事件进行比较，评估接受药品 K 治疗的孕妇中，严重先天性畸形病例的自发报告中是否存在比值失衡。

与系统性红斑狼疮标准全身治疗进行比较能减少适应证混淆的可能性，这类混淆可能发生在将特定药物与基线率（包括所有药物）进行比较的分析中。

该分析涉及在出生时或分娩后 12 个月内被诊断出至少有一项先天性畸形

的婴儿，并按解剖系统或系统器官分类（system organ classes，SOC）列出（表4.2）。因为先天性畸形的诊断可以在出生后几个月观察到，故本研究覆盖到分娩后的12个月以确定尽可能多的先天性缺陷。另外本研究纳入严重先天性畸形，排除轻微畸形。

使用比例关系比（proportionality relationship ratio，PRR）和经验贝叶斯方法（multi-item gamma Poisson shrinker，MGPS）进行孕妇中主要先天性畸形自发病例报告的比值失衡分析。

表4.2 与加拿大警戒和WHO数据库中用于治疗系统性红斑狼疮的其他系统性治疗相比，药品K相关的主要先天性畸形病例报告自发报告的比值失衡分析：1996年1月1日至2016年9月30日

按SOC列出的严重先天性畸形	病例数	PRR	PRR卡方值	EBGM05
神经系统	35	12	300	3.6
眼睛	2	4	3	0.2
耳鼻喉	13	1.1	2.2	1.2
心血管系统	1	1.4	2.5	0.9
呼吸系统	2	1.3	2.4	1.1
上消化道	8	2.4	6.7	0.8
下消化道	2	1.4	1.2	0.7
生殖系统	4	2.9	4.1	1.2
泌尿系统	3	1.6	3.2	1.3
肌肉骨骼系统	15	6.9	76.3	1.9
皮肤	32	3.5	57.7	1.7
遗传系统	1	1.0	0.8	0.9

使用PRR方法时，满足以下3个条件则会检测到信号：①至少有3例特定不良事件-药物组合中报告例数；② PRR至少为2；③ PRR卡方值至少为4。

基于经验方法，使用MGPS和贝叶斯经验几何平均值（empirical geometric mean，EBGM）比较和药品K相关的主要先天性畸形事件数量与治疗系统性红斑狼疮的生物学和系统性治疗相关的事件数量。

将基于贝叶斯MGPS方法，若EBGM05（EBGM的95%单侧可信区间下限）> 2，则判断为潜在安全性信号。

这个阈值在安全性数据库中检测不良反应具有高度特异性，是评估不良反应自发病例报告比值失衡的有效方法[7-8]。

问题 1：基于表 4.2，按解剖系统或 SOC 列出的以下哪种重大先天性畸形是药品 K 的潜在相关信号？

（A）神经系统

（B）上消化道

（C）生殖系统

（D）肌肉骨骼系统

（E）皮肤

答案：A

当我们在任何临床背景之外提及统计计算时，应使用术语“报告比值失衡的信号”而不是“信号”，以强调这种方法的结果可能并不反映报告中的比值失衡，其可能受到许多非因果关系因素的影响，例如混杂因素、伪影、实际编码、基础疾病、合并用药，或以上这些因素的组合。

同样，这些结果总是需要通过考虑临床背景来进行更彻底的调查，因为已知系统性红斑狼疮患者发生自然流产、早产、先兆子痫和早期子痫或晚期宫内死亡和胎儿生长不良的频率高于一般人群。

新生儿的系统性红斑狼疮可能由患有系统性红斑狼疮的母亲所生的婴儿中发展而来，这些婴儿可能会出现多种疾病，例如脑积水。

比值失衡分析不是一项推理工作，该工作不是通过从人群的随机样本中获得的证据来得出结论。

报告比值失衡信号这一概念用于描述来源于自发病例报告中比值失衡分析的“统计信号”。

该方法的基本原理是，根据服药个体安全性报告的频率和特定不良事件的报告频率，发现用药和不良事件的联合报告频率高于独立模型的预期频率。这种统计学关系意味着药物和不良事件之间可能存在某种类型的因果关系。

目前暂无金标准（参考值）来定义比值失衡信号的阈值。PRR 是一种非常敏感的方法，可能会产生大量的假阳性信号，特别是当病例报告数量较低时。因此阈值如下：①特定不良事件 - 药物组合中至少有 3 例报告病例；② PRR 至少为 2；③ PRR 卡方值至少为 4。这样可以减少假阳性信号。使用 EBGM05 ＞ 2 作为阈值也是一种提高特异性以鉴定报告比值失衡信号的方法。

关于按 SOC 报告的重大先天性畸形，神经系统、上消化道、生殖系统、肌肉骨骼系统和皮肤均达到了病例报告的数量＞ 3 例和 PRR 的比值失衡阈值＞ 2，同时也达到了至少为 4 的 PRR 卡方值，但只有神经系统达到了基于 EBGM05 ＞ 2 的比值失衡报告的阈值。

因此，基于该分析，我们可以假设神经系统的主要先天性畸形是与药品 K

相关的重要潜在风险。请注意，缺乏比值失衡报告的显著信号并不一定排除药品与不良事件之间存在关联的可能性。

然而，由于肌肉骨骼系统的 EBGM05 非常接近 2，后续有必要继续跟踪与该系统相关的主要先天性畸形，就目前而言，A 是最合适的答案。

问题 2：通过对比值失衡报告的分析，我们可以证实药品 K 与神经系统重大先天性畸形之间存在关联（判断正误）。

答案：错误

比值失衡报告分析提供了批准后上市阶段不良事件自发报告的相对频率，而不是不良事件的发生率。此类分析的结果可用于识别潜在的安全性信号，但不应被视为确定药物与特定不良事件之间的因果关系。

自发不良事件报告数据库的数据解释也存在局限性。自发报告率可能随时间变化，并可能受各种因素影响，包括与药品相关的某特定事件的广告、自审批上市和销售药品以来的时间（药品的年龄）、与报告有关的潜在法律问题以及其他限制。

药品或特定事件的自发报告率差异也可能与目标监测、混杂因素（合并用药、患者病史、基础疾病等）、选择性处方、医疗保健提供者和消费者报告药物相关不良病例的动机以及报告来源（来自加拿大或外国来源、来自医疗保健提供者或消费者的报告）等有关。自发报告率的差异也可能根据给定治疗的不同指征而变化。

一旦识别出信号，有必要考虑：①质量控制（可能存在重复报告）、这些单独报告和编码中所包含信息的完整性；②考虑不良事件的医学和临床评估，包括因果关系评估，在进行此类评估后，信号才可被视为安全性信号。

问题 3：应使用以下哪种方法正确评估信号？

（A）识别潜在的重复报告。

（B）验证数据质量。

（C）必要时获取其他信息。

（D）上市许可条款的验证。

（E）核实任何其他相关信息。

（F）以上都是。

答案：F

如上所述，比值失衡信号报告需要进行全面评估，需考虑有关个体病例的所有可用临床信息。如有必要，则需进行额外的评估，例如与其他相关药物进行比较。

通常，在信号检测中使用统计方法是有用的，但需要透彻了解可用数据才能正确解释结果。以下步骤提供了依赖于医学判断的关于比值失衡信号报告修正过程的一般指南，包括：

（A）**识别潜在的重复报告**。在比值失衡报告信号分析中，对不良反应的个体病例报告进行修正时，必须考虑到重复报告的可能性。尽管加拿大警戒数据库（http：//www.hc-sc.gc.ca/dhp-mps/medeff/databasdon/index-eng.php）和 WHO 数据库（https：//www.vigiaccess.org/）会定期检查以检测潜在重复，但仍可能存在单个病例报告不止一次且未显示为潜在重复报告的情况。

（B）**验证数据质量**。在分析比值失衡报告信号时，对个体病例报告的审查必须考虑所提供信息的完整性、编码实践过程，以及可能影响该个体病例所提供信息质量的其他因素。

（C）**必要时收集其他信息**。除了个体病例报告中的可用信息之外，可能需要从发送者处获得更多信息，以便对该病例进行全面评估，例如患者本人信息、基础疾病、合并用药等信息。

（D）**上市许可条款的验证**。应特别检查 PM，以获得有关预期以及已知潜在药物相互作用和已知不良药物反应的更多信息，尤其是已收到 NOC/C 的药物。

（E）**核实任何其他相关信息**。应考虑提交申请以获得上市许可时文件夹中的其他信息，以帮助评估比值失衡报告的信号，例如，NDS 或 SNDS、RMP、PBRER、DSUR、上市审批后做出的承诺、上市后批准研究的数据和其他相关信息。

经过以上步骤，考虑到上述混杂因素（如基础疾病、合并用药等），无法确定药品 K 与神经系统先天性畸形之间存在显著因果关系。然而，必须继续跟踪使用药品 K 时观察到的这种不良反应的演变，并根据需要实施监管措施，以最大限度地减少这种不良反应。

需采取 PM 标签的变更、向医疗保健提供者和公众传达新信息以及其他措施以确保患者安全。

问题 4：基于上述信息，此时无需采取其他预防措施，因为监管机构和调查人员会密切关注该病例（判断正误）。

答案：错误

为了监测暴露于药品 K 的孕妇的出生缺陷，应建立孕妇登记处。鼓励医疗保健专业人员在该登记处登记孕妇。同样也应鼓励使用药品 K 的孕妇在该登记处登记。

如前所述，注册表是具有相同特征的患者列表。该特征可定义为疾病（疾病登记）或特定药物暴露（药物登记）。这两类登记仅在所关注的数据类型上有所不同，有助于使用标准化调查表提供前瞻性信息。

疾病登记：疾病登记的数据库也可用来开展病例对照研究，比较登记数据库中某类病例与另一类病例的药物暴露情况，或用登记数据库之外的患者作为对照来进行比较。

暴露登记（药物登记）：某些药物登记研究涉及特定人群的药物暴露，例如本例中的孕妇。也可以采用其他主动监测活动，包括哨点、主动监测方案、特定事件跟踪或比较观察性研究。

4.9 案例报告 9

4.9.1 确定药物安全性的优效性试验

药品 N 是最近获准上市的胰岛素药品，适用于治疗 1 型或 2 型胰岛素依赖型糖尿病患者，药品 N 对这些适应证的有效性和安全性已经在先前的临床试验中得到证实。现在该药品生产企业希望证明，当在最佳和可比条件下使用时，药品 N 这种新上市的生物制品在特定不良反应风险方面优于已上市的另一种同类胰岛素（药品 O），故生产企业实施了一项Ⅳ期研究，以比较药品 N 和药品 O 的特定不良反应风险。

* Ⅳ期研究是指对批准的适应证进行的研究，在监管机构批准药物销售后进行。这些研究通常对优化药物使用至关重要。它们可以是任何类型的研究，但必须包括有效的科学目标。在最常见的研究中，一些研究与安全性相关，一些研究试图确认在批准的适应证范围内的使用，例如死亡率 / 发病率研究和流行病学研究。

问题 1：最推荐采用哪种类型的研究来回答这个问题？

（A）队列研究。

（B）病例对照研究。

（C）横断面研究。

（D）双盲随机对照试验。

（E）Meta 分析。

（F）医学文献的系统综述。

答案：D

（A）队列研究：如前文案例报告 6 中所讨论的，队列研究对处于疾病或药物不良反应风险的患者群体进行及时随访，以观测所述疾病或药物不良反应的发生情况。在整个随访期间收集每例患者的暴露信息，并与未暴露患者（对照组）进行比较。鉴于随访人群中的暴露量已知，故可计算发病率，还可以使用与此类研究相同的数据源研究多种药品的不良反应。

与病例对照研究相比，队列研究的患者识别可以来自自动化数据库。此外，队列研究可用于核查特定人群（老年人、儿童、有合并症患者、孕妇或哺乳期妇女等）的安全问题，而本研究的目的是证明药品 N 在药物安全性方面优于药品 O，最好建立一项双盲随机对照试验以准确评估药品 N 和药品 O。因此，A 不是最好的答案。

（B）病例对照研究。如前文病例报告 6 的 1C 所述，病例对照研究中明确了发生疾病（或事件）病例，然后从已经发生疾病（或事件）病例的来源群体中，选择没有疾病（或事件）的对照。对照组的人群选择要确保对照组的暴露率代表源人群中的暴露率。

病例对照研究用于通过比较患有该疾病或关注事件的参与者（病例）与未患有该疾病或关注事件但相似的参与者（对照），来突出可能导致该疾病或关注事件发作的因素。

然后用 OR 值将两组的暴露状态进行比较，OR 值是暴露组与非暴露组相比疾病（或事件）发生的 RR 的估计值。如果在特定人群中发现安全问题，则可以将病例和对照根据目标人群分层（老年人、儿童、孕妇或其他）。

当研究的目的是核查药物与罕见特定不良事件之间是否存在关联，以及确定不良因素风险时，病例对照研究特别有用。除此之外还可以通过病例对照研究来确定和量化风险（病例对照监测）。

因此，由于当前研究的目的是证明药品 O 在安全性方面优于药品 N，因此病例对照研究不是回答生产企业提出问题的最佳方法。

（C）横断面研究（调查）。对于这类研究，在单个时间点（或时间间隔内）收集患者人群（或具有代表性的患者样本）的数据，无论暴露或疾病状态如何。这类研究主要用于从调查或环境分析中收集数据（对人群而不是个人的研究）。

横断面研究的主要缺点是无法直接确定暴露与不良事件之间的时间关系。当时间数据可以获得时，这类研究对于研究某一特定时间点的疾病患病率或研究一段时间内的趋势最为有用。

这些研究还可用于检查环境分析中暴露与反向影响之间的原始关联。当暴露量不随时间变化时，横断面研究最有用。在本研究中 C 不是最佳答案。

（D）双盲随机对照试验：如果在批准前阶段确定了重大风险，则可以进行双盲 RCT，以评价某些药物的不良反应在批准后环境中的作用机制。

在某些情况下，可以进行 PK 和 PD 研究，以确定特定剂量的药物是否会使患者的不良反应风险增加。基因检测还可以提供不良反应风险增加的患者群体的信息。此外，如有必要，还可以进行可能的食品和药品相互作用研究。

有时，在上市批准前的临床试验期间无法识别特定人群中的潜在或非预期风险。可能由于样本量小或从这些临床试验中排除了某些患者亚组，这些潜在或非预期风险可能尚未得到完全量化。这些亚组包括老年人、儿童或患有肾、肝病的患者。此外，儿童、老年人和患有合并症的患者可能与临床试验中通常包括的患者的药物代谢结果也不同。

临床试验可用于确定和量化这些人群的风险。由于可以通过参与者的随机化来解释药物暴露与一种或多种不良反应之间的因果关系，所以覆盖了主要安全性结局的随机对照试验是主动监测药物不良反应的重要工具。双盲意味着研究者和参与者都不知道患者接受的是哪种药物，这消除了许多可能使研究无效的偏倚。此外，随机对照试验仍然是比较两种治疗最严格的方法。由于这些原因，双盲随机对照试验是回答生产企业提出问题的最佳方法，故 D 是最佳答案。

（E）Meta 分析。与队列研究、病例对照或随机对照试验中使用的直接比较不同，间接比较的 Meta 分析或文献的系统综述（见 F）可以通过共同对照来比较每一种干预措施的效果。

比较一项干预的结局的几项类似研究的定量结果可以通过 Meta 分析的方式进行合并，以总结来自所关注变量的合并证据（成对 Meta 分析）。此外，来自不同干预的不同比较可以在网络 Meta 分析中进行组合（也称为联合治疗比较或多种治疗的 Meta 分析）[9-10]。

间接比较中的一个关键概念是确保初始的随机化不被破坏，并以这种方式保留双盲 RCT 的优势。例如，如果一个试验将药品 A 与安慰剂进行比较，第二个试验将药品 B 与安慰剂进行比较，那么简单地将药品 A 观察到的绝对疗效与药品 B 观察到的绝对疗效进行比较是错误的。事实上，绝对疗效的一部分可以归因于药品，而另一部分功效也可能是由于安慰剂效应。此外，绝对治疗效应的差异可能受混杂因素影响[11]。间接比较的基本假设包括这些试验的结果应具有足够的同质性。

在固定效应模型中，假设治疗效应之间的差异仅由治疗引起，而与任何其他混杂因素无关。在随机效应模型中，特定研究治疗的效应差异（除外可以被比较的干预措施解释的差异）是可交换的，并且异质性在不同比较之间是恒定的[12]。

验证校正的间接比较的另一个假设是相似性。这意味着纳入的患者特征必须足够相似，以便试验 A 相对于 C 的相对估计效应可推广至试验 B 相对于 C 的患者中，并且试验 B 相对于 C 的相对估计效应可推广至试验 A 相对于 C 的患者。

最后，在有直接和间接证据的情况下，需考虑一致性，以便将直接比较和间接比较的结果定量结合起来[13]。直接和间接证据不一致的可能原因包括：①偶然因素；②间接比较的无效性；③头对头直接比较研究中存在偏倚；④试验间临床显著异质性。

Meta 分析结果的获取借助于统计推断，该方法可以是频率或贝叶斯学派方法[14]。使用频率学派方法时，Meta 分析的结果是点估计值及其 95%CI。贝叶斯方法涉及合理的先验概率分布（反映了汇总治疗效应可能值的先验信息），基于观察到的数据具有共同的分布概率效应，以获得汇总治疗效应的后验概率分布[14]。

概率表示数据支持所关注参数的不同值的程度。因此，使用贝叶斯方法获得的后验分布的治疗效果可以用概率来解释，从而对结果进行更直观的解释[14]。

尽管在许多医学领域中越来越多地采用间接比较来比较不同的治疗效果，但间接比较并不能逃避概念上和技术上的挑战。由于所比较的治疗不是直接随机的，标准 Meta 分析仅提供观察性证据，与直接观察性研究相比仍有一些局限性。

此外，在消除混杂因素后，一些不一致性可得到解释。事实上，最近的一项 Meta 流行病学研究发现，直接和间接比较之间的不一致性为 14%。因此，Meta 分析研究在比较药品 O 和药品 N 方面不如头对头研究有效，故 E 不是最佳答案。

（F）医学文献的系统综述。系统综述是对医学文献进行的彻底、全面和明确的总结，通常包括以下几个步骤：①作者提出一个可以回答的问题（往往是最难的一步）；②确定要查询的一个或多个文献数据库；③制定明确的检索策略；④根据明确的标准来对标题、摘要和全文进行筛选，并决定哪些科学文章或非科学文本应该保留；⑤以标准化格式总结来自这些文章的数据。

系统综述必须与 Meta 分析区分开来，后者是用于合并系统综述数据（见 E）的一种统计方法。因此，任何 Meta 分析都应该在系统综述的基础上开展，而系统综述并不一定都让位于 Meta 分析。

有关文献系统综述的更多信息，参见 Cochrane 手册（https：//training.cochrane.org/handbook）的读者资源部分。由于系统综述也是一种间接比较方法，因此它不是比较药品 N 和药品 O 的最佳方法，D 仍然是最佳答案。

补充资料

评论 1 在临床试验设计中，对照组的选择始终是一个关键问题，这一选择会影响从研究中得出的推论，包括试验的伦理可接受性、偏倚最小化的程度以及研究结果的实现和分析。

这一选择还影响研究类型的选择和招募速度、研究的最终结果指标（终点）的种类、科学可信度、法规当局对结果的接受程度以及其他。

对照组的选择应被视为标准治疗的一部分，并对支持设计的证据和研究伦理考虑产生影响。有关对照组选择的更多信息，读者应在读者资源部分查阅 ICH-E10 指南。

问题 2：生产企业选择了双盲随机对照试验来比较药品 N 和药品 O，已知临床上预先定义的最重要的安全性变量与这两种类型胰岛素的使用相关。生产企业

提出了一个假设，即在已知与胰岛素相关的常见不良反应风险方面，药品 N 优于药品 O，其比较目标是什么？为什么？

(A) 证明药品 N 优于药品 O。

(B) 证明药品 N 等同于药品 O。

(C) 证明药品 N 不劣于药品 O。

(D) 以上都不是。

(E) 只有 A 和 C 的表述是可接受的。

答案：A

(A) 证明药品 N 优于药品 O。优效性试验的目的是证明新疗法优于标准治疗或对照药物。在这种情况下，生产企业必须证明药品 N 在不良反应风险方面优于药品 O。

这类试验假设两组平均值之间的差异为零或者负值，即倾向于推荐药品 O 的标准治疗，而备择假设则认为新药（药品 N）更佳。两者治疗效果的预期差异应根据疾病特征、已证实的对照疗法以及对新疗法的合理预期等临床因素综合来决定。

优效性试验的目的不在于评估药品 N 的安全性是否等于或低于药品 O 的标准治疗，而更关注证明药品 N 在所研究的安全性结局方面优于药品 O。然而该类试验必须拒绝相反方向的显著结果，尽管它们可能具有临床意义。

有关优效性试验设计的更多信息，请参阅 EMA 指南：优效性和非劣效性试验（在读者资源部分或访问：https://www.ema.europa.eu/en/documents/scientific-guideline/guideline-choice-non-inferiority-margin_en.pdf）

根据以上指南，在高质量的试验中，统计学显著性指标（P 值）表示治疗之间不存在差异，观察到的差异（或较大的差异）是偶然造成的概率。随着这种偶然概率的降低，治疗之间无差异的说法变得越来越不可信。一旦推翻“无差异”的假设，估计差异的大小是否具有临床意义就变得至关重要。

置信区间不包含 0 是拒绝无差异假设（被认为不合理）的重要条件。

因此，以下两项通常被认为是等价的：①均值差异的双侧 95% CI 不包括 0；②对于显著性水平为 5% 的双侧检验，两个均值具有显著性差异。

当在实践中提及上述统计学差异时，通常展示具体的概率值，因为该值可以提供 $P < 0.05$ 以外的信息，例如 $P=0.032$。

这也就允许研究者更具体地判断零假设和观测值之间差异的大小，而不是仅基于诸如 0.05、0.01 或 0.001 的近似值。而且，CI 必须依赖于给定的概率阈值，并且绝大多数研究要求 CI 为 95%。

当差异在更极端的水平上具有统计学显著性时，例如 $P=0.002$，则双侧的

95%CI 不仅不包含 0，而且其边界与 0 的距离还会更远。

图 4.1 证明了这一点。如需进一步了解有关优效性试验的更多信息，请查阅 EMA 指南：优效性和非劣效性试验（https://www.ema.europa.eu/en/documents/scientific-guideline/guideline-choice-non-inferiority-margin_en.pdf）。

确定观察到的差异是否确实有实际意义是一个重要的判断问题。等效性或非劣效性试验是通过研究前选择“临床等效性界值（Δ）”（也见 B 和 C）来考虑临床意义；而在优效性试验中，临床意义要视具体情况而定，统计学显著性差异也可能不具有临床意义。在优效性试验中，基于功效计算出的差值不能直接作为合适的界值使用。

在图 4.1 及本病例报告的其余部分中，0 右侧的值代表新药疗效更好，而 0 左侧的值表示标准治疗或对照药物更好。本研究的目的是证明药品 N 优于药品 O，所以 A 是更好的答案。

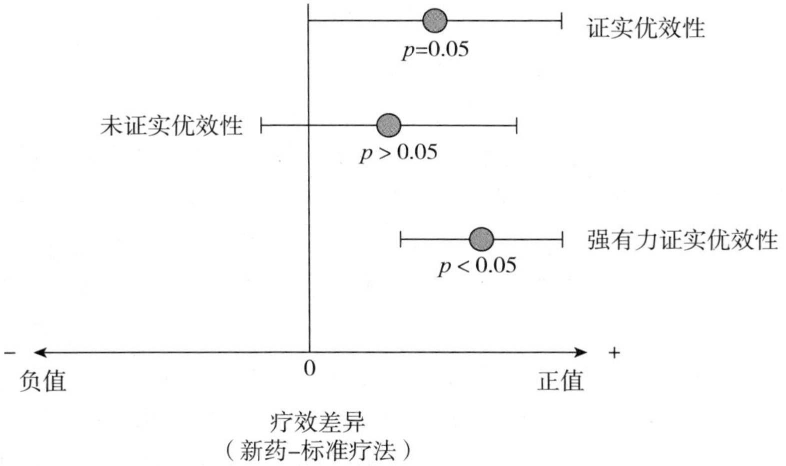

图 4.1 基于显著性水平和置信区间的优效性证明

（B）证明药品 N 等同于药品 O。等效性试验旨在确认两种治疗之间不存在显著差异。由于基本上不可能证明两种治疗完全等效，因此必须确定“临床等效性界值（Δ）”。零假设为治疗之间的差异在区间之外，而备择假设为差异在该范围内（Δ）。该界值是通过设置重要的临床可接受差异来设定的，因此在实践中界值的轻微差异都是重要的。

如果必须证明两种治疗等效，则定义两种治疗之间合理差异范围的 95% 双侧 CI 应完全在 −Δ 至 +Δ 范围内（图 4.2）。当 BBD 或仿制药进入市场时通常会进行这些等效性试验。本案例考虑到药品 N 不是药品 O 的 BBD，故 B 不是最佳答案。有关等效性试验的更多信息详见 https://www.ema.europa.eu/en/documents/scientific-guideline/guideline-choice-non-inferiority-margin_en.pdf。

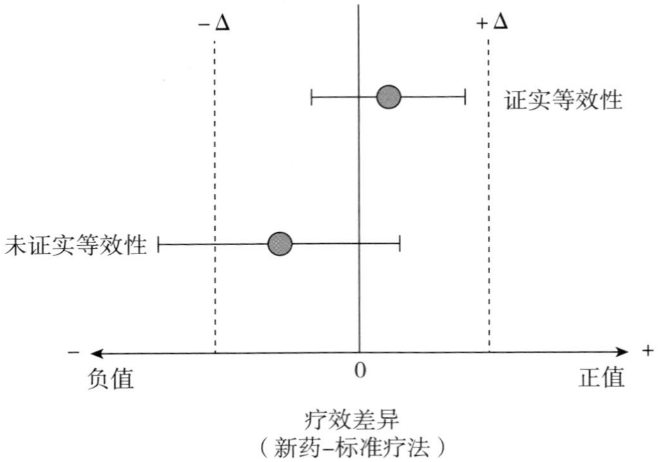

图 4.2 基于置信区间的等效性证明

（**C**）**证明药品 N 不劣于药品 O**。在药物开发研究中，非劣效性试验比等效性试验的应用更加频繁。这些试验旨在证明一种新的治疗方法并不比现有的治疗方法差，认为要么它可以更有效和更安全，或者它可以具有类似的效果。在这类试验中 CI 方法是进行分析的最简单的方法，但在这种情况下只关注可能的单向差异。

零假设是新药在一定程度上不如标准治疗，而备择假设则是标准药物的优效性不超过该区间，因此双侧 95%CI 必须完全位于－Δ 值的右侧（图 4.3）。

然而，非劣效性试验不包括真正的阴性对照组，对这些试验的结果进行仔细分析后发现，其不如优效性试验所获得的结果可靠。本研究目的是证明药品 N 优于药品 O，故 A 仍是最好的答案。

4.10 案例报告 10

4.10.1 新药开发中需要考虑的重要安全问题

P 是一种高亲和力的人免疫球蛋白，直接针对人表皮生长因子受体 3（human epidermal growth factor-3，HER-3），在中国仓鼠卵巢细胞中表达。HER-3 受体是一种跨膜糖蛋白，在许多正常组织和多种实体肿瘤中表达，包括肺癌、乳腺癌、结肠癌、卵巢癌等。在多种实体瘤中，较高水平的 HER-3 受体与临床预后不良

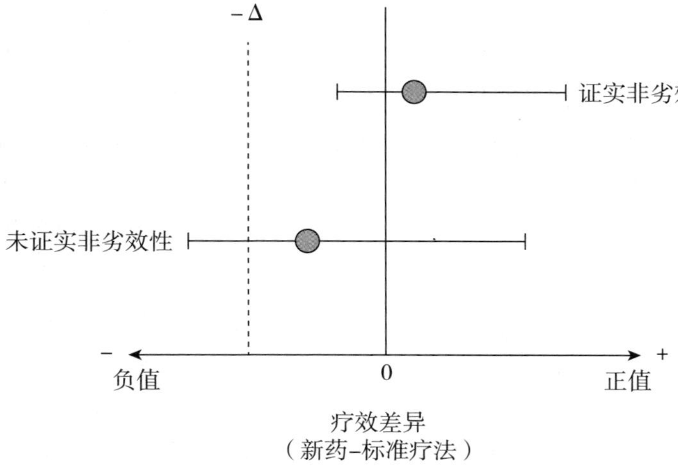

图 4.3 基于置信区间的非劣效性证明

相关，如生存率的降低。

因此，一种阻断 HER-3 跨膜受体特异性信号的抗体可能具有重要的临床效果。

药品 P 的作用机制并不新颖，与市场上已有的作用于类似家族受体的其他药品相似。目前正在开展药品 P 用于肺癌和其他 HER-3 受体阳性的晚期实体肿瘤（如转移性乳腺癌）的临床研究。

问题 1．你应该怀疑本药品存在以下哪些安全问题？

（A）对心脏功能的潜在影响。

（B）对肺功能的潜在影响。

（C）对肝功能的潜在影响。

（D）对 QT/QTc 间期的潜在影响。

（E）对免疫原性的潜在影响。

（F）可能的超敏反应 / 输液相关反应。

（G）根据同一类别药物的调查结果得出的其他潜在安全问题。

（H）以上所有的担忧都是正确的。

答案：H。

（A）对心脏功能的潜在影响。其他作用于 HER 受体家族的药物观察到心脏毒性。药品 P 的非临床和临床数据不支持该药品对心脏功能的影响。

此外，采集 MUGA 扫描数据显示，在药品 P 的存在下，射血分数没有显著降低。这表明，到目前为止，服用药品 P 的患者没有心室功能障碍或充血性心力衰竭。

因此，如果药品 P 被批准上市（即在药品 P 的全生命周期），则需要在整个药品 P 的开发和上市过程中严格跟踪这种潜在影响和这里提到的其他影响。这表明对当前药品进行完整评估时参考同类其他药品的重要性。

（B）对肺功能的潜在影响。来自 HER 受体家族中其他药品的数据表明，这类药品存在影响呼吸系统的安全问题。迄今为止，药品 P 的研发项目提供的信息并不支持该药物对肺功能的毒性作用。还要注意，肺毒性也可能是药物输注相关反应的结果（另见 F）。

（C）对肝功能的潜在影响。肝毒性已被证实与 HER 受体家族的另一种产物有关。在药品 P 与另一种同类药物联合使用的研究中发现药品 P 对肝功能的不良影响。

然而，来自药品 P 研发项目的信息并不支持该药物对肝功能的影响。需要牢记的是，药物肝毒性是拒绝正在开发中的新药上市或至少限制其使用的最常见原因之一。肝毒性也是撤回已通过药物上市审批的主要原因。

因此，药品肝毒性在药品的开发阶段和批准后阶段（即药品的全生命周期）是一个主要问题。

为了促进研发，加拿大卫生部向他们提供了关于在药品上市前研发期间评估肝毒性的准则，目的是揭示需要考虑的因素，使其符合要求，并找到如何避免和管理肝毒性风险的方法。这包括在批准上市之前检测、评估和减轻人为单独使用药品或联合其他药品使用所引起的肝毒性不良反应。

请读者浏览在读者资源部分的指南，找到有关药品肝毒性上市前评估的更多信息。

（D）对 QT/QTc 间期的潜在影响。药品 P 对 QT/QTc 间期的影响已通过收集约 350 例参与者的心电图数据进行了研究。心电图数据分析表明，药品 P 不太可能会对 QT 间期及校正后的 QT 间期（QTc）心率有显著影响。

由于 QT 间期与心率成反比关系，QT 间期的测量一般可以通过使用一个被称为 QT 心率校正公式进行转换。该公式与心率无关，称为 QT 间期校正公式。因此，QT/QTc 间期的过度延长会导致电生理环境发生变化，从而引发尖端扭转型心律失常。这是一种多形性室性心动过速，可导致晕厥或演变为心室颤动和心源性猝死。为了促进开发人员的工作，加拿大卫生部提供了分析和审查 QT/QTc 间隔数据的指南，这些指南可作为理解这一间隔以及基于这一间隔数据做出的反应的参考。

该文件应与 ICH-E14 指南结合使用，用于临床评估 QT/QTc 间期延长的风险和非抗心律失常药物的促心律失常作用。所有与药品 P 相关的临床信息及其对 QT/QTc 间期的影响应包括在本药品的 PM 中。本指南可在读者资源部分获得。

（E）对免疫原性的潜在影响。由于生物制品是从活生物体中生产或提取的，这些制品被人体视为异物，因此会促进急性和（或）慢性免疫反应。然而，在药品 P 的临床研究中，抗人抗体的影响非常小，治疗组中未发现中和抗体。

（F）可能的超敏反应 / 输液相关反应。与所有生物制品一样，药品 P 可引起超敏反应或输液相关反应的潜在风险（另见 B，因为肺毒性也可能是输液相关反应）。既往研究未证实药品 P 的输液相关反应和超敏反应的风险增加。

然而，过敏风险十分重要，对药品 P、中国仓鼠卵巢（CHO）细胞的蛋白质或药品任何成分过敏的情况，都视为使用禁忌证。要遵循 PM 上的建议，请参阅读者资源部分的指南。

（G）根据同一类别药物的调查结果得出的其他潜在安全问题。应严格评估基于同类药物发现的其他潜在风险。如果该药品审批上市，在上市前和上市后（即药品 P 的全生命周期），这些潜在风险都可能成为需要跟踪的信号。

问题 2．为了在药品 P 的研发中获得更好的安全性，你还应该考虑以下哪些额外安全性因素？

（A）对肝肾功能的影响。

（B）药物相互作用。

（C）实验室检验结果。

（D）妊娠期和哺乳期药品 P 的使用情况。

（E）长期使用药品 P 的经历。

（F）关于用药错误、过量和药物滥用的考虑。

（G）药品 P 缺乏疗效。

（H）特殊人群使用药品 P 的经历。

（I）以上因素均正确。

答案：I。

（A）对肝肾功能的影响。药品的剂量可能需要在肾功能或肝功能衰竭或损害的患者中进行调整，从而对药品 P 的安全性产生影响，因此在特定的 PK 研究中评估这些功能是必要的。

在本案例中，在一项具体的 PK 研究中，评估了肾和肝功能衰竭和损害对药品 P 的 PK 参数的影响。这些参数的分析未提示使用药品 P 有任何明显的肝或肾衰竭或损害的可能。

此外，当同时使用其他药物时，药品 P 没有表现出任何 PK 参数的改变。这表明，在存在肾或肝衰竭或损害的情况下，不需要调整药品 P 的剂量。

（B）药物相互作用。获得药物相互作用的信息是至关重要的，因为它可以影响药品 P 的需求。事实上，可以通过增加或减少药品剂量获得预期效果。此外，药物相互作用的存在会加剧特定的不良反应。

关于药品 P，在临床研究中未观察到任何提示其与同时使用的药品存在临床显著药物相互作用的体征或症状。然而，如果药品通过审批，则应在上市后流行病学研究中跟踪这方面的安全问题。除了药物相互作用外，还需要检查药物与食品的相互作用和西药与中药的相互作用。如果药品 P 通过上市审批，这些相互作用也需记录在 PM 中。

（C）**实验室检验结果**。受药品影响，实验室检验结果可能改变或方法的精确性被影响，从而间接影响药品 P 的安全性。对于本案例，在对药品 P 进行的研究中，在对实验室检测结果、生命体征、心电图等进行分析后，没有发现不良反应的临床显著趋势。

（D）**妊娠期和哺乳期药品 P 的使用情况**。由于其他作用于 HER 受体家族的药品在上市后发现了胚胎毒性，因此有必要确定药品 P 是否具有类似的风险。关于药品 P，在妊娠期和哺乳期并未发现不良的人体经历。

然而，如果该药品获准上市，则必须采取特殊预防措施，以尽量减少使用药品 P 治疗的孕妇的胚胎 - 胎儿毒性风险。这些预防措施必须根据 PM 指南的建议，在 PM 中明确说明。

当药品被系统吸收时，必须记录其在母乳中的排泄信息及其对婴儿的影响。应在 PM 中提及婴儿可预见的不良反应，并建议采取措施避免婴儿高暴露。必须清楚地确定潜在的严重或致癌不良反应。在缺乏哺乳期妇女临床研究数据的情况下，动物研究中的相关数据必须在 PM 中体现。

此外，在 PM 中应明确声明，如果没有药品 P 是否在母乳中排泄的信息，则应对这些患者采取预防措施。是否给予妊娠期或哺乳期妇女药品 P 治疗，应取决于对母亲的益处和对孩子的风险。利应大于弊。

（E）**长期使用药品 P 的经历**。在一般的临床研究中，通常缺乏药物长期使用的影响的信息，而在批准上市后（即药物全生命周期）的流行病学研究中很可能看到这种影响。这一信息在药品 P 的长期使用中可能会改变其获益 - 风险比。在一些临床研究中收集了药品 P 的长期安全性监测数据。

目前，在超过 124 周的处理过程中没有出现特定的安全问题，但如果药品 P 被批准上市，在该药品的整个研发过程中以及上市审批后，应持续监测数据，以确保 2 年以上的长期获益 - 风险比保持为正向。

（F）**关于用药错误、过量和药物滥用的考虑**。由于药品 P 处于临床研发阶段，迄今为止该药在人体中还未显示出临床上重大的用药错误、过量或药物滥用。在临床试验的场景下，很难验证药品 P 这些方面的安全性。如果药品 P 通过审批，这些问题可以在批准后进行评估。当然，如果合适的话，应在 PM 中提及相应的指导，以预防这些情况并确定处理方法。

（G）**药品 P 缺乏疗效**。数据表明缺乏疗效可能对临床试验参与者构成重大风险，应严肃对待。在研发过程中，没有证据表明药品 P 缺乏疗效。此外，到目前为止，没有已知的信息表明对任何高危患者群体缺乏疗效。当然，在药品 P 的整个研发过程中，可能会出现药效不足的情况。

（H）**特殊人群中使用药品 P 的经历**。在临床试验的背景下，在一些人群中获取信息是非常困难的。然而，它可以在批准后进行评估。因此在这里讨论的案例中，药品 P 没有在 18 岁以下或老年人中正式进行研究。

然而，根据正在进行的临床研发项目（包括 154 名 65 岁以上的老年人）。到目前为止，在 65 岁以上老年人的数据中还没有发现安全问题。然而，在整个药品 P 的研发过程中，应对这一人群持续监测。

其他注意事项：对于本案例，在药品 P 的研发过程中，有必要质疑是否存在与治疗依从性和其他制造相关问题，这些问题可能会影响参与这些临床研究的患者的安全性。此外，还应确定从非临床数据分析、医学文献、药物流行病学研究或其他同类药物的数据中识别出的任何关于药品 P 安全性的新信息。

4.11 案例报告 11

4.11.1 如何评估讨论治疗或预防策略的文章

作为不同领域的学生、教授或医疗保健提供者，当你必须评估一篇讨论特定疾病的治疗或预防策略的文章时，在决定这篇文章是否对你的临床实践或学习有帮助之前，你应该问自己哪些问题？

问题 1：在以下因素中，哪些因素可以帮助你确定该研究是否有效？

（A）随机化程序。

（B）治疗组与对照组除干预措施外是否相似。

（C）盲法程序。

（D）意向性分析。

（E）失访过多。

（F）以上都是正确的。

答案：F。

（A）**随机化程序**：随机化程序通过确保（大多数时候）可能影响研究结果的已知和未知因素均匀分布，来改善研究设计。非随机研究经常会导致错误的结论，即一种治疗具有益处，而实际并非如此。例如，在 Trintellix（一种抗抑郁药）

在戒烟方面的研究中，如果不对治疗组和对照组进行随机分配，就可能倾向于选择那些已经有戒烟动机的个体。

(B) 治疗组与对照组除干预措施外是否相似：这是一个非常重要的因素，可能会极大影响研究的真实性，为此应该阅读参与者选择部分，但大多数时候你找到的是显示除干预措施外的患者基线特征的表格。两组之间的显著差异（即使是偶然的）将很难将结果归因于研究干预。例如，一些癌症新疗法的试验允许使用类固醇，这可以显著改变实验室结果并改变生活质量问卷答案（类固醇也是止痛药）。

(C) 盲法程序：如果研究没有采用盲法，患者或医疗保健提供者的期望可以影响结果（引入选择偏倚和其他）。如果对患者、医疗保健提供者或两者都采用了盲法，那么评估结果的人不应该知晓指定的治疗组。

(D) 意向性分析：这也是临床研究中的一个重要概念。在意向性分析中，无论患者实际接受何种治疗，他们仍然按最初被随机分配的组别进行分析。这将防止可能影响治疗方式的未知因素影响所报告的结果。例如，在一项针对充血性心力衰竭的新疗法的随机对照试验中，如果患者因为临床状况恶化而离开研究组进入对照组，那么可能会产生阳性的结果，不是因为新疗法有效，而是因为病情恶化的患者离开了对照组。

(E) 失访过多：这也是一个重要的概念，因为失访的患者往往与完成研究的患者有不同的结局。这可能会使研究偏向于支持或反对某种治疗。你可以通过重新评估结论来确定是否存在过多的失访。假设所有失访的参与者在一项结果为阳性的研究中都出现阴性结果，或者在结果为阴性的研究中都出现阳性结果。如果结论发生变化，这是由于失访过多。

问题 2：在以下条目中，哪些元素可以帮助你确定结果是否有效或相关？

（A）ARR。

（B）RR。

（C）相对危险度降低（relative risk reduction，RRR）。

（D）NNT。

（E）CI 和 *P* 值。

（F）以上都是正确的。

答案：F。

(A) ARR：ARR 是对照组中出现不良事件的比例与治疗组中出现相同不良事件的比例之间的绝对差值。如果 X= 对照组中出现特定不良事件（如心肌梗死）的患者比例，Y= 治疗组中出现相同事件的患者比例，则 ARR = X － Y。

(B) RR：RR 是接受治疗的患者中发生的事件与对照组中发生的事件的比

率。RR=Y/X（见第三章）。

（C）**RRR**：RRR 是报告治疗差异最常用的方法。它指的是治疗组相对于对照组某一事件风险降低的百分比。RRR=［1 －（Y/X）］×100%。如果接受新治疗的人群发生心肌梗死的风险为 10%，而对照组人群发生心肌梗死的风险为 20%，那么与基线风险相比，新的治疗方式可使心肌梗死的风险降低 50%（RRR=50%）。

（D）**NNT**：NNT 有助于确定治疗的获益是否值得其投入的治疗成本和潜在的风险。NNT 可以作为一种更切实考虑结果的方式。NNT=1/ARR。从下面的例子中可以得到一个相同的 RRR，但 NNT 完全不同。考虑到两种不同治疗人群的心肌梗死风险分别为 25% 和 0.5%，而基线风险分别为 50% 和 1%。两种治疗的 RRR 均为 50%，但第一种治疗的 NNT 为 4（需要治疗 4 例患者才能预防 1 例心肌梗死），第二种治疗的 NNT 为 200（需要治疗 200 例患者才能预防 1 例心肌梗死）。虽然 RRR 是相等的，但第一种治疗会对临床实践产生更大的影响，特别是如果治疗费用昂贵或耐受性不好。

（E）**CI 和 *P* 值**：CI 定义了真实效应所在的范围。我们使用 95%CI 来定义统计显著性。真实结果将在 5% 的次数内超出 CI（高于 95%CI 的上限 2.5%，低于 95%CI 的下限 2.5%）。*P* 值给出了结果仅仅是偶然的概率。*P* 值小于 0.05 被认为具有统计学意义。

问题 3：正确还是错误。在分析了上面的所有因素后，我们应该能够回答治疗结果是否有助于照顾你的患者。

答案：正确。

在检查结果后，你应该能够决定结果是否适用于你的患者。因为你需要考虑你的患者是否符合纳入排除标准，以及报告亚组的特征。此外，你应该评估研究的结果是否具有临床相关性，或者是否有临床意义。你也应该问问自己，这种治疗是否会对该试验中没有研究的其他结局产生不利影响。应该做一个获益 - 风险比评估，获益应该超过风险。然后，在根据研究结果决定患者的治疗方案之前，你需要验证个体化评估的获益和风险。

4.12 案例报告 12

4.12.1 如何确定提出新的诊断试验的研究是否有效

随着新技术的发展，我们有了新的诊断试验，可以对相同的生物标志物进行剂量测定。因此，医疗保健提供者和其他人需要确定新的诊断试验的研究是否有效。此外，医疗保健提供者应有能力确定他是否可以相信研究结果，以及报告的诊断准确性是否可靠。

问题 1：在以下内容中，哪些元素可以帮助你确定结果是否有效？

（A）与参考标准的独立盲法比较。

（B）患者样本是被检测人群的代表。

（C）与参考标准的比较。

（D）应充分详细地说明进行试验的方法。

（E）以上都是正确的。

答案：E。

（A）与参考标准的独立盲法比较：解释新的诊断试验结果的人不应该知晓参考试验的结果，这一点非常重要。了解一项检查的结果会影响后续检查的执行情况。看到 CT 扫描的结果可能会影响你在随后的体检中是否能发现肝大。为了确定试验的准确性，必须将其与确定诊断的“金标准”（肝活检）进行比较。例如，如果你将诊断前列腺癌的新血液检查与 PSA 水平进行比较，那么你就无法知晓这个检查诊断前列腺癌的准确性。因为 PSA 并不是诊断前列腺癌更准确的测试。然而，如果你将新检查结果与前列腺活组织检查结果（前列腺活组织检查是诊断前列腺癌的金标准）进行比较，那么你的新检查结果将更加有效力。

（B）患者样本是被检测人群的代表：一个给定的试验只有当它能在同一人群中区分是否患有某种疾病时才有价值，因为该试验在临床上是有用的。在 80% 的 ST 段抬高型心肌梗死患者中呈阳性的血液检查可能不适用于一般胸痛患者。一项更有用的研究可能是观察疑似心肌梗死患者的血液检查（检测心肌酶）。

（C）与参考标准的比较：如果一项测试结果影响到是否进行验证性测试，则研究测试的特性将发生变化。当参考标准是侵入性或有害的，临床医生不愿意让患者接受可能有害的测试时，这种“验证偏差”可能会产生问题。如果只有肺栓塞（pulmonary embolism，PE）筛查试验阳性的患者才进行肺血管造影，那么你就无法知道在没有进行血管造影的组中遗漏了多少 PE。

（D）应充分详细地说明进行试验的方法：要接受这个标准，你必须能够重复在研究中进行的确切的试验，并将其应用到你的患者身上。分析和解释的技术必须被清楚地描述，特别是对于比较主观的试验。

问题 2：哪些主要因素可以帮助你确定结果的相关性？

（A）似然比（likelihood ratio，LR）。

（B）灵敏度和特异度。

（C）A 和 B 都很重要。

答案：C。

（A）**似然比**：LR 表示诊断试验识别疾病的准确性。如果试验没有给出是/否或肯定/否定的答案，则应计算每个级别结果的 LR［例如肺栓塞情况下的 VQ 扫描（金标准）］。LR 能表明，在患有某种疾病的患者中，特定测试结果出现的可能性与在没有该疾病的患者中出现的可能性的比。在计算 LR（无论阳性还是阴性）时，患者的比例总是在分子上，而未患病者的比例将在分母上。例如，LR 为 5 表示，给定的试验结果发生在该疾病患者身上的可能性是未患该疾病者的 5 倍。表 4.3 中是 VQ 扫描和 PE 的 LR 评估示例。

表 4.3 VQ 扫描和 PE 的 LR 评估示例

VQ 扫描	存在肺栓塞（PE）	不存在肺栓塞（PE）
阳性	150	250
阴性	35	750
总计	185	1000

LR+= 有此病患者试验为阳性的比例 / 未患此病者试验为阳性的比例

LR+=（150/185）/（250/1000）= 灵敏度 /（1 －特异度）=3.2

LR － = 有此病患者试验为阴性的比例 / 未患此病者试验为阴性的比例

LR － =（35/185）/（750/1000）=（1 －灵敏度）/ 特异度 =0.25

LR 的有用程度取决于它能在多大程度上提高或降低该疾病的预测概率。LR ＞ 1 增加疾病的可能性，LR ＜ 1 则减少患病的可能性。一般来说，小于或等于 1 的 LR 和大于 10 的 LR 足以显著改变预测概率。将验前概率转换为验后概率的最简单方法是使用费根图（Fagan nomogram）（交互式列线图可查看网站：https://www.adelaide.edu.au/vetsci/research/pub_pop/2step-nomogram/）。否则，你需要将验前概率转换为比率｛odds，概率 /［（1 －概率）］｝，乘以 LR 得到验后的比率。验后的比率可以转换为概率｛odds/［（odds+1）］｝。通过使用 LR，消除了对灵敏度和特异度的需要。

（B）**灵敏度和特异度**：尽管现在越来越多文献报道 LR，但较早的研究结果仍主要包括灵敏度和特异度。灵敏度是疾病患者检测结果为阳性的比例，特异度是未患病者检测结果为阴性的比例。具有高灵敏度的试验可用于排除（即“灵敏度排除”）某种疾病，具有高特异度的试验可用于确定（即“特异度确定”）某种疾病。这些术语比 LR 更有局限性，因为试验结果必须是二分类的，或者能够适合于 2×2 表来计算灵敏度和特异度。

灵敏度和特异度的例子来自上述列联表：

灵敏度 = 疾病患者试验结果为阳性的比例

灵敏度 =150/（150+35）=150/185=81%

特异度 = 未患病者试验结果为阴性的比例

特异度 =750/（250+750）=750/1000=75%

问题 3：正确还是错误。在分析了上述所有因素之后，我们应该能够回答这些结果是否有助于了解如何照顾患者。

答：正确。

试验必须在确定的临床环境中可重复才有使用价值。如果试验需要技能丰富的人员来解释，或观察者之间的分歧较大，那么试验在研究环境之外可能就不那么有用了。试验特性可能会在患有较严重或较轻疾病的不同亚组中发生变化，或者在存在其他影响试验结果的条件下发生变化。必须将患者群体与研究人群进行比较，并检查纳入和排除标准。如果患者与研究人群相似，那么需要考虑试验结果是否足够稳健，以将验前概率转变为会改变治疗方案的验后概率。换句话说，应考虑该试验结果是否会影响患者个体的管理。

4.13 案例报告 13

4.13.1 如何评价系统综述或 Meta 分析

医疗保健专业人员、教授、学生和其他人经常使用系统综述或 Meta 分析来帮助他们决定可能的治疗或干预措施。要做到这一点，他们需要问自己几个重要的问题。我们将使用 Nour 和 Plourde 最近的一项研究来进一步阐明本案例报告中讨论的概念（未发表的数据）。

问题 1：在以下问题中，哪些关键问题可以帮助他们决定这些结果是否对他们的患者有用？

（A）系统综述或 Meta 分析的作者是否提出了一个重点问题？

（B）用于选择原始研究的纳入标准是否合适？

（C）是否缺少重要的相关研究？

（D）原始研究的真实性是否得到检验？

（E）原始研究是否有可重复的评估？

（F）原始研究的结果是否相似？

（G）以上几点都很重要。

答案：G。

（A）系统综述或 Meta 分析的作者是否提出了一个重点问题？综述文章所讨论的问题通常与接受治疗、诊断试验或有害暴露的特定患者群体以及相关的结局有关。相关的问题应该在文章的标题或摘要中明确指出，并尽可能具体。例如，Nour 和 Plourde 博士进行了一项研究，测量了体育活动对肥胖成年人减肥的作用。A 项符合。

（B）用于选择原始研究的纳入标准是否合适？用于寻找原始研究的具体标准应在综述文章中概述。这不仅应包括患者群体、暴露和感兴趣的结局，还应包括查找主要研究的方法，如使用相关术语进行 Medline 检索。有了 Medline 这样一个庞大的研究数据库，很容易找到支持既定结论的研究。一篇好的综述将明确地说明纳入标准，并包括所有合适的文章，无论结果如何。例如，在我们的研究中，我们从 Medline、Scopus 和其他网站中检索了以下术语：运动、体育活动、肥胖、肥胖相关代谢紊乱、高血压、2 型糖尿病和其他与肥胖相关的术语。该系统综述使用文献中的最新文章进行了系统综述，满足选项 B。

（C）是否缺少重要的相关研究？综述的作者不仅需要搜索 Medline 等数据库，还需要检查文章参考文献，并联系该领域的专家以查找未发表或尚未引用的研究。关于是否在综述中包括未发表的文章，并没有达成统一共识，但如果不这样做会增加发表偏倚的风险，即只有阳性结果的文章才会被发表。因为作者是肥胖方面的专家，他们也得到了灰色文献、来自他们同事的未发表的数据，以及肥胖会议的摘要。这是为了确保没有遗漏任何具有肯定或否定结论的重要文章。因此，C 项符合。

（D）原始研究的真实性是否得到检验？应该说明确定原始研究真实性的策略，并且它应该类似于在评估原始研究时使用的标准。在对一种新疗法的综述中，建立原始研究真实性的方法应该与单独研究时使用的方法相同。在我们的研究中，使用一种特定的算法（决策树）来确定原始研究的真实性。

（E）原始研究是否有可重复的评估？决定研究的真实性是一个主观判断，可能因研究者而异。由多个人来分析原始研究，以确定在综述中应包括的内容，可以减少错误和偏倚。这一部分的研究内容是由两位合著者（Nour 和 Plourde）共同完成的，他们也是肥胖方面的专家，经过讨论，两人对所选文章的看法一致。

（F）原始研究的结果是否相似？综述中纳入的大多数研究在患者、暴露、结局测量和研究方法方面存在差异，因此难以对研究进行比较。在 Meta 分析中使用统计检验（同质性检验）来确定不同研究结果的差异是否仅仅是偶然因素导致的。当存在统计学上显著的异质性时，研究中的差异不太可能是偶然的，而更有可能是研究测量的潜在效应存在差异，并且在患者、暴露、结局测量或研究方法上存在重要差异。检验的非显著性结果不能排除个别研究之间的重要差异。我们的研究采用异质性检验进行选择，只保留最同质的研究。

问题 2：正确还是错误。我们应该经常质疑结果的真实性。

答：正确。

报告阳性和阴性研究的数量并不是总结结果的可靠方法。相反，原始研究通常会根据它们的大小和质量给予或多或少的权重。有关治疗或预后因素的综述通常使用OR来总结结果。OR可以表示为暴露组中出现结局的比率除以对照组中出现结局的比率或者有不良结局的患者暴露的比率除以对照组患者暴露的比率。如果不同研究的结局测量不相同，则可以将每个研究的结果显示为效应量，然后将每个研究的效应量进行合并。效应量告诉你对照组和干预组之间的差异有多大，并通过两组之间结果的差异除以标准差（SD）来计算。虽然效应量有一定解释空间，但效应量为0.8被认为是一个大的影响（两组之间相隔0.8个标准差），0.5是中等的影响，0.2是小的影响。在Nour和Plourde的研究中，效应量是高度可接受的（0.65 SDs）。

问题3：正确还是错误。至于其他类型的研究，我们应该能够判断这些结果是否有助于了解如何照顾患者。

答：正确。

至于前面的问题，你需要确定结果是否适用于患者。查看患者特征、亚组以及纳入和排除标准，评估这些是否与你的患者相符。在一个大型综述中，可能会有范围更广泛的患者，但治疗可能比你想要的更常见。我们的研究结果表明，体育活动是一个很好的手段，能使肥胖患者减肥，但它结合适当的饮食时更有效（强烈推荐，使用GRADE系统的高质量证据）。有规律的体育活动有助于改善肥胖相关的发病率，如高血压、2型糖尿病、血脂异常等（强烈推荐，中等质量证据）。这项研究的结果表明，这种治疗方法对由于过度进食、缺乏身体活动和不良饮食习惯而导致的肥胖患者是有用的，即适用于大多数在全科医生环境中只到的患者（强烈推荐，中等质量证据）。但对于患有代谢紊乱的肥胖患者，本研究的结果并不适用，这些患者应该由内分泌学家等专科医生进行诊治，而不是由全科医生处理（弱推荐，低质量证据）。

4.14 案例报告14

4.14.1 如何进行病例对照研究

醋酸阿比特龙（Zytiga）是一种抗雄激素药物，最近上市用于治疗转移性前列腺癌。基于上市前和上市后研究，30例致命肝衰竭病例提示Zytiga与肝功能衰竭有关。关于这一问题，加拿大卫生部的一些研究人员决定进行病例对照研究，以评估Zytiga服用500 mg/d或1000 mg/d与肝衰竭风险之间的关联。这篇文章的标题是 Zytiga 和肝衰竭的风险，并将提交给 *BMJ*。

问题 1：以下哪些是可以帮助医疗保健提供者评估研究设计的关键问题？

（A）研究假设和意义。

（B）选定的研究设计。

（C）对照组。

（D）组间相似度有多高？

（E）暴露是否被明确界定并能够可靠地评估？

（F）结局是否被明确定义并能够可靠地评估？这是一个重要的临床结局吗？

（G）在比较的各组中，暴露和结局测量方式是相同的吗？

（H）随访如何？是否足够长？是否有过多的失访？

（I）以上都正确。

答：I。

（A）研究假设和意义：假设未正式陈述，考虑到 Zytiga 的背景和肝衰竭的情况，可以假定零假设为：

1．在男性中，肝衰竭与 Zytiga 的使用没有关联。

2．在男性中，Zytiga（如 500 mg/d 或 1000 mg/d）和肝衰竭之间没有关联。

3．在男性中，暴露于 Zytiga 的持续时间和肝衰竭之间没有关联。

研究 Zytiga 与肝衰竭之间的关系是有道理的，因为在过去的 5 年里，加拿大卫生部已经发表了 30 例关于 Zytiga 和肝衰竭之间关系的报告。目前还没有对这个主题的研究。

（B）选定的研究设计：如上所述，研究者选择了病例对照研究设计。结局（肝功能衰竭）是罕见的，这使得这项研究设计是必要的。随机对照试验或队列研究在逻辑上或伦理上都不可行。此外，当感兴趣的研究事件很少时，前瞻性队列研究需要花费大量时间和资源才能显示出显著的趋势。

（C）对照组：是的，有病例组（90 例）和对照组（177 例）。研究接近于实现 2 个对照 / 病例的目标（98% 的病例有 2 个匹配的对照）。研究还达到了所需的患者数量，以便在病例组和对照组之间检测到统计学上显著的差异的检验效能达到 80%。

（D）组间相似度有多高？研究人员在收集和报告不同患者特征的数据方面做得很好。治疗组和对照组之间存在明显的不平衡，治疗组通常是白人，受教育程度更高。他们更有可能有癌症和肝病史，最近使用了 Casodex（一种抗雄激素药物），体重指数较低。正如 ICH-E10 中所解释的那样，拥有相似的组别尤为重要，这样可以消除在解释结果时可能遇到的许多问题。

（E）暴露是否明确界定并能够可靠地评估？作者并没有定义多少剂量的

Zytiga 为暴露。从接触到结局的时间范围来看，作者定义了一个“暴露窗口期”。（参见术语表）。暴露窗口期本质上是指暴露于 Zytiga 并出现导致肝衰竭诊断的体征和症状的时间。这个暴露窗口期定义为 4 个月。未暴露被明确定义为在前一个月内没有使用 Zytiga。通过现场或电话采访，或由训练有素的研究人员查看医疗记录，尽可能可靠地确定暴露程度。如果参与者在肝功能衰竭后 30 天内不能有效沟通，则被排除在外。

（F）结局是否明确界定并能够可靠地评价？这是一个重要的临床结局吗？结局明确定义为肝酶或肝活检确定的肝衰竭。这些发现是可靠的评估，特别是当作者排除了任何既往有肝病体征和症状的参与者时。肝功能衰竭由于其显著发病率和死亡率，是临床重要的结局。

（G）各组的暴露和结果是否以相同的方式测量？在病例组和对照组中，暴露以相同的方式测量。感兴趣的结局、肝衰竭仅发生在病例组中，因此未在对照组中进行测量。病例对照研究通常容易受到回忆偏倚和研究者偏倚的影响（见术语表）。作者试图通过使用高度结构化的访谈来防止回忆偏倚，参与者需对 Zytiga 假设不知情，并在肝功能衰竭后 30 天内进行访谈（不过目前还不清楚，在得出结论后较短的时间内进行访谈是否会降低回忆偏倚的可能）。采用了几种策略来减少选择偏倚的可能性：积极的病例监测和客观的确定方法。9 名患者拒绝参与（其中 2 名患者的初级医疗保健提供者拒绝参与），因此大多数入选的患者都被纳入研究。

（H）随访如何？是否足够长？是否有过多的失访？如上所述，这些问题仅适用于随机对照试验和队列研究。

问题 2：在以下问题中，哪些是可以帮助医疗保健提供者评估结果的关键问题？

（A）暴露与结局之间的关联有多强？

（B）暴露与结局之间是否存在时序关系？

（C）是否存在剂量 - 反应梯度？

（D）对风险的估计有多精确？

（E）作者是否调整了组间的差异？

（F）统计分析是否适当？

（G）以上都是正确的。

答案：G。

（A）暴露与结局之间的关联有多强？本研究的推断强度较小，因为采用病例对照设计，因此可能存在未被识别的混杂变量。在使用剂量为 1000 mg/d Zytiga 的男性中，这种关联强度很高且显著［OR=7.2（1.12 ～ 13.40），P=0.04］。然而，使用 500 mg/d 的 Zytiga 与肝功能衰竭之间没有关联。

（**B**）**暴露与结局之间是否存在时序关系？**作者试图通过纳入那些在肝衰竭 1 个月内服用 Zytiga 的病例来尽可能地确保这一点。然而，他们没有提到患者使用 Zytiga 的持续时间。一些患者多年来每天服用 Zytiga 出现肝衰竭，这与肝衰竭前服用 1 个月的个体明显不同。在第二种情况下，Zytiga 暴露与肝衰竭之间的关联似乎要大得多。他们对肝衰竭 1 个月后服用 Zytiga 的患者进行了单独分析，发现调整后的 OR 略高，但仍无统计学意义。作者还提到了潜在的领先时间偏倚，这是指一种系统误差，尽管暴露发生在研究中的疾病发病之后，但被计算在内，通常是对疾病症状的反应。作者避免领先时间偏倚的一项措施是排除所有在服用 Zytiga 之前肝酶升高的患者。这样做并没有严重歪曲结果。

（**C**）**是否存在剂量 - 反应关系？**本研究的结果支持剂量 - 反应关系。研究人员发现，最高剂量的 Zytiga 与肝衰竭的关系最大。作者还进行了一项分析，结果表明，每天服用 1000 mg Zytiga 的患者与每天服用 500 mg Zytiga 的患者相比，肝衰竭和 Zytiga 相关的 OR 更高。

（**D**）**对风险的估计有多精确？**该研究的主要“阳性”结果是使用 Zytiga 1000 mg/d 的男性发生肝衰竭的 OR 为 7.2。该 OR 的 95% CI 为 1.12 ～ 13.40，很小（即精确）。然而，CI 的下限 1.12 仍然高于 1，因此我们可以确信存在正相关。实际上，每天服用 500 mg Zytiga 的男性发生肝衰竭的风险较低（OR=0.62），这并没有意义。CI 上限（1.92）表明，我们不能排除每天服用 Zytiga 500 mg 的男性发生肝衰竭的风险更高。关键是，如果样本数量更大，可能会得出更精确的风险估计，或可能不会发现风险。

（**E**）**作者是否调整了组间的差异？**是也不是。我们观察到，只有教育水平改变了与肝衰竭相关的调整 OR 值，其改变幅度超过 10%。报告的结果根据种族、有无肝病和教育水平进行了调整。作者没有对肝病家族史、较低的体重指数和（或）最近接触 Casodex 进行调整，因为这些因素对调整后的 OR 的改变不超过 10%。然而，这些因素加在一起或分开，都可能成为混杂变量。

（**F**）**统计分析是否适当？**是的。首先，以 80% 的检验功效计算适当的样本量，以显示 Zytiga 暴露与肝衰竭之间的关联。采用卡方检验和 Fisher 精确检验比较两组患者的特征。匹配者中的条件 logistic 模型用于估计 OR 及其 CI。之后作者计算了未调整和调整后的 ORs。

问题 3：正确还是错误。你同意作者的结论吗？

答案：正确。

根据研究结果，“在 50 ～ 75 岁的男性中，每天使用 1000 mg Zytiga 与肝衰竭的风险增加有关”的结论是可信的。作者多次提到，使用 500 mg/d 的 Zytiga

可能与肝衰竭有关，尽管他们的数据既不支持也不否定这些结论。

问题 4：对于上面的问题，结果是否有助于了解如何照顾患者，或者结果的适用性如何？

在下面的选项中，哪一个能帮助你回答这个问题？

（A）这种风险适用于少数人群还是广泛人群？

（B）风险的大小是多少？

（C）临床实践是否应该因为这项研究的结果而改变？

（D）以上都是正确的。

答案：D。

（A）风险适用于少数人群还是广泛人群？这种风险存在于年龄在 50 ～ 75 岁之间服用 Zytiga 的男性。这意味着肝衰竭的风险并不存在于更广泛的人群。

（B）风险的大小是多少？作者（Nour 和 Plourde）估计，在 4 个月的时间窗内，全世界每 50 000 ～ 1 268 000 名每天服用 1000 mg Zytiga 的男性中，就有 1 名男性可能因 Zytiga 而发生肝衰竭。在 50 ～ 75 岁的人群中，每日肝衰竭发生率为 6×10^{-7}。然而，这只是基于 OR 和 CI 的估计。鉴于估计有数百万人每月服用 Zytiga 1000 mg，这在临床上似乎很重要。根据这些估计，每月至少有 1 ～ 15 名男性会出现 Zytiga 相关的肝衰竭，或每年多达 100 名 Zytiga 相关的肝衰竭。

（C）临床实践是否应该因为这项研究的结果而改变？研究设计容易受到未知混杂因素和偏倚的影响，但存在高强度的关联（OR ＞ 7）。每年消除 100 例潜在的与 Zytiga 相关的肝衰竭似乎是一项任务。建议患者不服用 Zytiga 是不可接受的，因为此药是治疗激素抵抗性前列腺癌（晚期前列腺癌）的二线激素治疗药物。因此，加拿大卫生部和其他监管机构建议将 Zytiga 从市场上撤下似乎是不合理的。Zytiga 现在被越来越多地使用。主要的替代药品 Xtandi 本身并非没有潜在的健康风险，并且被认为不如 Zytiga 有效。

参考文献

1. Yates N, Lee DK, Maher M. Health Canada's progressive licensing framework. *CMAJ*. 2007;176:1845–1847.
2. Maher M. Legislative and regulatory modernization for therapeutic products. *J Popul Ther Clin Pharmacol*. 2010;17:E341–E348.
3. Heemstra HE, Giezen TJ, Mantel-Teeuwisse AK, de Vrueh RL, Leufkens H. Safety-related regulatory actions for orphan drugs in the US and EU: a cohort study. *Drug Saf*. 2010;33(2):127–137.
4. Gagne J, Thompson L, O'Keefe K, Kesselheim A. Innovative research methods for studying treatments for rare disease: methodological review. *BMJ*. 2014;349:g6802.
5. Plourde G. *Les Jeunes et l'obésité: Diagnostics et Interventions*. Presses de l'Université

Laval; 2014.

6. Klein AV, Wang J, Bedford P. Subsequent entry biologics [biosimilars] in Canada: approaches to interchangeability and the extrapolation of indications and use. *GaBI J.* 2014;3:1–6.
7. Szarfman A, Machado SG, O'Neill RT. Use of screening algorithms and computer systems to efficiently signal higher-than-expected combinations of drugs and events in the US FDA's spontaneous report database. *Drug Saf.* 2002;25:381–392.
8. Almenoff JS, DuMouchel W, Kindman A, Yang X, Fram D. Disproportionality analysis using empirical Bayes data mining: a tool for the evaluation of drug interactions in the post-marketing setting. *Pharmacoepiedmiol Drug Saf.* 2003;12:517–521.
9. Glenny AM, Altman DG, Song F, et al. Indirect comparisons of competing interventions. *Health Technol Assess.* 2005;9:1–148.
10. Caldwell DM, Ades AE, Higgins JPT. Simultaneous comparison of multiple treatments: combining direct and indirect evidence. *BMJ.* 2005;331:897–900.
11. Bucher HC, Guyatt GH, Griffith LE, Walter SD. The results of direct and indirect treatment comparisons in meta-analysis of randomized controlled trials. *J Clin Epidemiol.* 1997;50:683–691.
12. Jansen JP, Crawford B, Bergman G, Stam W. Bayesian meta-analysis of multiple treatment comparisons: an introduction to mixed treatment comparisons. *Value Health.* 2008;11:956–964.
13. Cipriani A, Higgins JPT, Geddes JR, Salanti G. Conceptual and technical challenges in network meta-analysis. *Annals Intern Med.* 2013;159:130–137.
14. Kass RE. Statistical inference: the big picture. *Stat Sci.* 2011;26:1–9.
15. Song F, Xiong T, Parekh-Bhurke TS, et al. Inconsistency between direct and indirect comparisons of competing interventions: meta-epidemiological study. *BMJ.* 2011;343. Article ID d4909.

（管晓东　于业贤　刘凤琪　章　萌 译，杨智荣 校）

5 结　论

正如本书标题所示，药物流行病学和药物警戒相互协同，能更好地评估和（或）管理药物不良反应。对药物的临床评价主要基于随机对照临床试验的结果；然而，正如我们在本书中所述，临床试验的结论仅限于参与试验的患者。虽然这些研究的内部真实性可能很高，但其外部真实性并不总能代表药物在真实世界（即非对照环境）中的使用情况。在药物的全生命周期中，从临床实践中获得临床试验以外的补充数据变得越来越有必要。

药物警戒主要是基于对自发药物不良反应报告的定性和定量研究，随后进行临床评估或判断，以确定其对药物整体安全性的影响。它特别适用于识别罕见不良事件的潜在安全性信号，或在上市前暴露数据有限的罕见病场景中使用。药物警戒的目的是根据药物的生命周期，加强患者护理和患者用药安全。此外，随着药物上市后数据的累积，从而支持公共卫生项目，对药物的获益 - 风险比进行准确可靠的评估。

药物流行病学最贴切的描述是在真实世界的大规模人群中研究药物的使用情况，以评估使用药物的有效性和风险。药物流行病学可用于阐述药物的使用条件、误用情况、临床疗效、不良反应和风险。药物流行病学的发展有助于更好地优化药物使用。通过在真实世界环境中对更大范围的人群进行研究，同时建立合理的对照组，药物流行病学研究可以量化药物使用的风险，这种量化是无法靠自发报告数据实现的。对于常见且受多因素影响的事件，当药物在个体中的作用可能难以察觉时，药物流行病学研究还能突出和量化药物的安全性信号。

综上所述，我们可以确认药物流行病学和药物警戒这两门科学确实是相辅相成的，可以共同应用来提高药物安全性，但绝不能相互替代。

（陶一鸣 译，杨智荣 校）

附录1　药物警戒术语表

安全问题（**Safety concern**）：指重要的已识别风险、重要的潜在风险或重要的缺失信息。值得注意的是，ICH-E2A对安全问题的定义是指重要的已识别风险、重要的潜在风险或重要的缺失信息，即包括与缺失信息有关的限定词“重要”。

报告的最低标准（**Minimum criteria for reporting**）：为了报告疑似药物不良反应的病例，病例的最低数据要素包括：可识别的报告者、可识别的患者及其病史、不良反应和可疑的药物。良好的药物不良反应报告特别重要，因为它是被动和主动监测的基础。

标签或非标签（**Labeled or unlabeled**）：对于已批准上市的药物，任何在官方药物信息中没有提到的反应均为非标签的。如果包含在其中，则称为标签。例如，加拿大PM中包含的任何反应都被视为标签。

病例-非病例研究（**Case noncase study**）：是一种使用内部比较来分析自发报告的药物警戒数据库的方法。此方法旨在调查药物暴露与不良事件发生之间可能存在的关联（通过计算相对报告比进行量化）。然而，这种方法不能替代传统的流行病学研究（如队列研究、病例对照研究），但如果数据库中包含大量的不同药物-事件组合，则可以给出相对可靠的结果。该信息在第3章中进行了讨论。

病例报告（**Case reports**）：指对单个患者发病情况的报告。在药物警戒中，病例报告描述的是单个患者接触某种药物并出现某种结果（通常是不良事件）的情况。

病例系列（**Case series**）：该术语在药物警戒中也非常重要，病例系列报告了一组暴露相同的患者以及他们的临床结局。或者说，病例系列是对一组患有共同疾病的患者的前期暴露情况的报告。病例系列研究中没有对照组。

不良事件（**Adverse event，AE**）：指使用药物的患者或临床试验参与者发生的所有不良医疗事件，其不一定与所提供的治疗有因果关系。因此，不良事件可以是任何不利表征，包括与药物使用存在时序相关的异常实验室结果、症状或健康问题，无论其是否被认为与药物相关。不良事件是被动和主动药物警戒活动的前线。如需了解更多信息，请参阅加拿大卫生部指南《良好药物警戒实践》*Good Pharmacovigilance Practices*。

参考安全信息（Reference safety information，RSI）：在任何药物的定期获益-风险比评估报告中（见第2章），由药品上市许可持有人（MAH）编制的参考药物信息中（例如公司核心数据表）要包含所有相关的安全信息。MAH要求在药物销售的所有国家中列明这些信息，除非当地监管机构特别要求进行修改。

处方事件监测（Prescription event monitoring，PEM）：这是一种上市后监测工具，基于对选定新药首次处方的随访。这是一种有效的主动药物警戒方法。

促发性报告（Stimulated reporting）：这种情况可能发生在与医务人员直接沟通、医院沟通、患者沟通或新闻发布会之后，或在药企代表向医务人员提问后。如果该报告符合上述自发报告的定义，这些情况下产生的不良反应报告被视为是自发报告。患者或药物使用者的组织也可以邀请其成员提交报告。在上市后早期阶段的监测中也可以进行报告。

队列研究（Cohort studies）：指对特定人群进行随访，考察其疾病发生率的研究。队列研究通常识别和比较暴露患者与非暴露或其他接受不同暴露患者之间的差异。队列研究的定义将在第3章进一步解释，讨论其在药物流行病学（药物不良反应管理）中的应用。

非预期的药物不良反应（Unexpected adverse drug reaction）：指不良反应的性质或严重程度与适用的药物信息不一致（例如，未经批准的研究性药物的研究者手册）。当药物不良反应的性质、严重程度、特异性或结果与当地药品标签（如包装说明书、药品特性总结或加拿大PM）中使用的术语或描述不一致，应视为意外。

风险-获益平衡（Risk-benefit balance）：指对药物的治疗效应（效力）与风险（安全性）的评估，即在患者健康或公共卫生方面，权衡任何与药物的质量、安全性或效力有关的风险。

副作用（Side effect）：指在药物或生物制品正常剂量下发生的任何不良影响，与其药理性质有关。

公司核心安全性资料（Company core safety information，CCSI）：该文件代表了由MAH和申办方准备的、包含在公司核心数据表（CCDS）中的所有相关的安全性信息，并按要求由MAH在所有存在该药销售的国家予以登记，除非当地监管机构特别要求进行修改。

公司核心数据表（Company core data sheet，CCDS）：该文件由MAH编制，包含安全信息、适应证、剂量、药理学和其他与药物相关的信息，可以指导开处方者合理、安全地使用该药物。该文件可能在该药物销售的所有国家中具有可比性。

国际疾病分类（International Classification of Diseases，ICD）：这是世界卫

生组织（World Health Organization，WHO）提出的疾病分类法。大多数数据库都使用它来对疾病或医生问诊的病因进行编码。

国际人用药品注册技术协调会议（International Conference on Harmonization，ICH）：该术语涉及欧洲、美国和日本的监管机构与制药行业协会共同促进人用药品注册技术协调法规发展的过程。它有 3 个主要领域（质量、安全和疗效）以及许多子主题，其中许多已被一些国家或社区的法规采用。虽然主要关注上市前活动，但也有一些主题涉及药物警戒。加拿大卫生部遵守这些协调法规。

横断面研究（Cross-sectional studies）：指在某一时点对人群中的暴露情况和结果进行研究。关于这种类型研究的目的在第 3 章有进一步解释，该章节更深入地讨论了与药物流行病学相关的研究；横断面研究作为更好地管理药物不良反应的重要研究方法之一，它对于药物警戒非常有用，因为它有助于建立各种疾病、危险因素等的背景信息。

获益 - 风险分析（Benefit-risk analysis）：是监管机构审批程序的核心，包括对特定行动的有利（有益）和不利结果的审查。虽然这种分析方式仍然很常用，但正在被更合乎逻辑的获益 - 风险比所取代。

警报，警告（Alert，warning）：是一个信号，表明可能存在危险，意味着需要采取适当行动。在药物警戒中，这个术语比“信号”更严重，因为它表明存在定量和定性的风险，此风险的重要性尚待确定。因此，出现警报可以证明必须开展特定研究（药物流行病学研究）或做出适当决策。如需了解更多信息，请参阅加拿大卫生部指南《良好药物警戒实践》。

良好药物警戒实践（Good pharmacovigilance practice）：这是一套在加拿大、美国、欧盟及其他国家实施药物警戒的指南，并与各国主管当局和相关方合作，适用于全球 MAH。这是图 1.1 中讨论的药物生命周期的重要组成部分。是 ICH-E6《药物临床试验质量管理规范》（*Good Clinical Practice*）的重要概念，也是食品与药品法案和法规（*Food and Drug Act and Regulations*）的一部分。

临床开发计划（Clinical development program）：指使用同一种研究药物进行的所有临床试验，包括适应证或剂型。临床研发从发现一种新的潜在分子开始，一直持续到该药物的上市。为了更好地解释临床开发计划涉及的步骤，请见图 1.1。

临床试验 / 研究（Clinical trial/study）：指在人体参与者中进行的试验，旨在发现或验证药物的临床、药理学和其他药效学效应，确定与药物相关的任何不良反应，并研究药物的吸收、分布、代谢和排泄（药代动力学），以确定其安全性和疗效，即获益 - 风险比。该术语将在第 3 章中进一步讨论。

描述性研究（Descriptive studies）：指没有对照组的研究，如病例报告、病例系列和长期趋势分析。它们不同于分析性研究，我们用来获得所研究人群的基线信息。同样，这个术语在第 3 章中有进一步的讨论。

目标人群，治疗（Target population，treatment）：指根据审批的药物信息（如 IB 或加拿大 PM）中的适应证和禁忌证可能接受该药物治疗的患者。

潜在风险（Potential risk）：指非预期的事件可能与感兴趣的药物存在可疑的关联，但这种关联尚未得到证实。潜在风险的情况包括：临床研究中未观察到或未解决的非临床安全问题；临床试验或流行病学研究中观察到的不良事件，与对照组（安慰剂或其他活性物质或未暴露组）相比，参数的差异大小提示可能存在因果关联，但仍不足以确证有因果关系；已明确不良事件与同类其他药物有关，或根据药物的特性预计会发生的事件。如需了解更多信息，请参阅加拿大卫生部指南《良好药物警戒实践》。

强制报告（Mandatory reporting）：指医务人员观察到药物不良反应后通知药物警戒系统的法律义务。没有证据表明强制报告会改变报告率或模式。

缺失信息（Missing information）：指药物在安全性或在特定患者群体中的使用方面存在的知识空白，这可能对数据解释具有重要的临床意义。如需了解更多信息，请参阅 ICH-E9 *Resources for Readers* 中关于临床研究的统计程序的内容，见附录 4 的读者资源部分。

授权后安全性研究（Postauthorization safety study，PASS）：指与授权药物相关的任何研究，其目的是识别、描述或量化安全风险，并确认药物的安全状况，或衡量风险管理措施的有效性。这是主动监测药物不良反应的一个范例。

数据监查委员会［Date Monitoring Committee，同义词有独立数据监查委员会（Independent Data Monitoring Committee）、数据和安全监查委员会（Data and Safety Monitoring Board）］：这是一个由申办方设立的独立数据监查委员会，以定期评估临床试验的进展、安全数据和关键疗效终点，并向申办方建议是否继续、修改或停止试验。关于数据监测委员会的更多信息，请查阅 ICH-E6《药物临床试验质量管理规范》和食品与药品法案和法规（附录 3）。

特别关注的不良事件（Adverse event of special interest，AESI）：指申办方可能希望重点监测的某种或某类特定药物的特定事件。它可能是严重的或轻度的事件（例如，体重减轻、失禁、头痛、恶心、呕吐等），也可能是易感个体严重疾病的潜在前兆或前驱症状的事件。这些事件应在方案或方案修正案、研究者手册和 PM 中进行描述，并向研究者提供关于如何及何时向申办方报告这些不良事件的说明。如需了解更多信息，请参阅加拿大卫生部指南《良好药物警戒实践》。

危害（Harm；同义词为药物不良反应，adverse drug reaction）：这个术语是药物安全领域中的重要术语，代表干预或治疗中所有可能产生的不良后果；它们与获益截然相反，必须将其与获益进行比较。危害的程度通过发生频率、严重程度或持续时间来衡量。它们代表了药物可能造成的实际损害的性质和程度。不应将它们与风险混淆。下一章将讨论造成危害所需数量这个重要概念，以整合关于危害的信息。

信号（**Signal**）：指来自一个或多个来源（包括观察性或实验性研究）的信息，这些信息表明在干预措施与某一事件或一系列相关事件（无论是不利的或是有利的）之间存在着一种新的潜在因果关系，或已知因果关系的一个新的方面，需要进一步对此进行验证。信号也可以指已知关联的新信息。通常需要多份报告才能产生一个信号，这取决于事件的严重程度和信息的质量。有关信号的具体例子详见第 4 章。

信号管理过程（**Signal management process**）：该过程包括信号检测、信号验证、信号确认、信号分析和优先级排序、信号评估和行动建议。这一系列活动通过对病例报告、主动监测系统或研究的综合数据、文献信息或其他数据来源的分析，确定是否存在与活性物质或药物有因果关系的新风险，或已知风险是否发生了变化。有关信号的具体例子详见第 4 章。

信号验证（**Signal validation**）：指对检测到信号的数据进行评估，以验证现有信息是否包含足够的证据证明存在新的潜在的因果关联或已知关联的新方面，从而为进一步信号分析提供理论依据。

严重不良事件（**Serious adverse event，SAE**）：指任何剂量下导致的非预期医疗事故，包括死亡、危及生命、需要住院治疗或延长现有住院治疗时间、持续或重大残疾 / 功能丧失，或先天性异常 / 出生缺陷等。对于其他情况，是否将其列为严重事件，需要医学和科学判断。这些事件可能不会立即危及生命或导致死亡或住院，但会造成患者的损伤或需要通过干预来预防上述严重不良事件。例如，在急诊室或家中对过敏性支气管痉挛、血液异常或癫痫的强化治疗，但未住院，或发展成药物依赖或药物滥用，都属于此类事件。如需了解更多信息，请参阅 ICH-E2A 指南。

研究药物（**Investigational product**）：指在临床试验中被研究测试或被用作参照物的一种含有活性成分的药物或安慰剂，包括已获上市批准的药物，但用法或组装（配制或包装）不同于其上市审批形式，或用于未经批准的适应证（标签外），或用于获取已批准用法的更多信息。

研究者手册（**Investigator brochure，IB**）：该文件包含了药物人体试验的临床和非临床数据汇编。研究者手册应定期更新，以确保研究者充分了解新的重要已识别风险或重要的潜在风险。

验证信号（**Validated signal**）：指一个信号包含足够的证据证明存在新的潜

在因果关联，或已知关联的一个新方面，因此有必要对该信号进一步分析。有关信号的具体例子详见第 4 章。

药物不良反应（Adverse drug reaction，ADR）：在新药物或其新用途的上市前临床试验中，特别是在治疗剂量尚未确定时，任何与剂量相关的药物的有害和非预期反应均应视为药物不良反应。“由于药物”是指药物与不良事件之间至少存在合理或可能的因果关系，即这种关系不能被排除（术语的定义见第 3 章）。关于已上市的药物，上市后的药物不良反应的公认定义如下：某种药物相关的有害的、非预期的反应，且通常发生在预防、诊断或治疗疾病或改变生理功能的剂量下。如需了解更多信息，请参阅加拿大卫生部指南《良好药物警戒实践》。

药物警戒系统（Pharmacovigilance system）：这是由加拿大卫生部、FDA、EMA 等监管机构使用的系统。通过这些系统，可履行其在药物警戒、监测已上市药物的安全性、检测获益 - 风险比变化等方面有关的法律任务和责任。

药物利用研究（Drug utilization research）：指药物在社会上销售、供给、处方和使用的研究，特别强调药物带来的医疗、社会和经济后果。尽管在正文中没有描述，但这对于主动监测药物不良反应非常有用。

药物临床试验质量管理规范（Good clinical practice，GCP）：这是临床试验药物不良反应设计、实施、执行、监查、稽查、记录、分析和报告的标准指南。此标准可以确保数据和报告结果的可信度和准确性，并确保试验参与者的权利、健康和隐私得到保护。这是图 1.1 中讨论的药物生命周期的重要组成部分，是 ICH-E6《良好药物警戒实践》的重要概念，也是食品与药品法案和法规的一部分。

已识别风险（Identified risk）：与研究的药物存在充分证据关联的不良事件。已识别风险的例子包括：在非临床研究中得到充分证明并经临床数据证实的不良反应，在设计良好的临床试验或流行病学研究中观察到的不良反应，在重要参数上与对照组（安慰剂或活性物质）之间的差异的幅度显示出因果关系；以及许多有据可查的自发报告所提示的药物不良反应，其中因果关系得到时序关系和生物学合理性的有力支持，例如过敏反应、应用部位反应等。

用药错误（Medication errors）：这是在药物流行病学和其他研究中需要考虑的一个重要术语，指在处方、抄写、配药、给药和监测等药物使用过程中的任何错误。研究者应始终意识到这种可能性，因为它可能会影响试验的有效性以及临床试验参与者或药物上市时患者的安全性。

预期药物不良反应（Expected adverse drug reaction）：指药物不良反应的性质或严重程度与相应的参考安全信息一致（例如，未经批准的临床试验药物的研究者手册或包装说明书、药物特性摘要或已批准药物的加拿大 PM）。

征求报告（Solicited reports）：从有组织的数据收集系统中获取的报告，这些系统包括临床试验、注册信息、其他患者支持和疾病管理项目、患者或医疗保健提供者的调查，或有关疗效或患者依从性的信息。这些报告通常用于药物不良反应的主动监测。欲了解更多信息，请参阅加拿大卫生部指南《良好药物警戒实践》。

重要的已识别风险，重要的潜在风险（Important identified risk，important potential risk）：指可能影响药物的获益 - 风险比或公众健康的已识别风险或潜在风险。决定风险是否重要取决于多种因素，如对个体的影响、风险的严重性以及对公众健康的影响。通常情况下，任何可能被列入药品标签的禁忌证或警告和注意事项部分的风险均应被视为重要的已识别风险或潜在风险。

自发报告（Spontaneous reporting）：这是一种被动监测手段，通常在全国范围内收集与上市药物相关的不良反应病例。理论上，被调查的人群包括特定地理区域内接受该药物治疗的所有患者。在自发报告中，不良反应的观察者应将其报告给一个明确且充分记录的、独立的监测系统（如果可能）。这意味着观察者能识别不良反应，了解监测系统的存在，并确信有必要报告其观察到的不良反应。因此，这种方法依赖于观察者的主动性（称为“自发”），容易受到许多偏倚的影响，尤其是选择偏倚。在许多国家，不良反应的报告是“自愿的”，这很难确保详尽地收集到特定药物的全部不良反应。此外，它也无法直接提供接受药物治疗的人群的规模或特征信息，或治疗条件（剂量、持续时间、相关药物使用等），因此很难计算发病率或发现风险因素。然而，自发报告是发现先前未知不良反应的不可替代的手段（即一种警报系统）。在某些情况下，监测可以非随机性地收集信息，例如向开处方者发送报告表，定期打电话或访问开处方者，或建立计算机网络。不过，应保留“自发报告”这个词，用来代表任何前瞻性的人群监测方法，尽管这种方法不能确保详尽地收集病例，也不能提供关于暴露人群的规模或特征的信息。

参考文献

Begaud B. *Dictionary of Pharmacoepidemiology*. John Wiley & Sons Ltd; 2000.

CIOMS Working Group Pharmacovigilance (2016). Available at: https://cioms.ch/pharmacovigilance/becoming-the-cioms-member/.

Health Canada: Good Pharmacovigilance Practices (GVP) Guidelines (GUI-0102) (2013). Available at: https://www.canada.ca/content/dam/hc-sc/migration/hc-sc/dhp-mps/alt_formats/pdf/compli-conform/gmp-bpf/docs/gui-0102_gvp-eng.pdf.

ICH guideline E2B (R3) on electronic transmission of individual case safety reports (ICSRs) - data elements and message specification - implementation guide (2013). Available at: http://www.ema.europa.eu/docs/en_GB/document_library/Scientific_guideline/2009/09/WC500002767.pdf.

ICH Topic E 3: Structure and Content of Clinical Study Reports (1996). Available at: http://www.

ema.europa.eu/docs/en_GB/document_library/Scientific_guideline/2009/09/WC500002832.pdf.

ICH Harmonized Tripartite Guideline. Guideline for Good Clinical Practice E6 (R1); 1996. Available at: http://www.ich.org/fileadmin/Public_Web_Site/ICH_Products/Guidelines/Efficacy/E6_R1/Step4/E6_R1__Guideline.pdf.

ICH Harmonized Tripartite Guideline. Choice of Control Group and Related Issues in Clinical Trials (E10); 2000. Available at: www.ich.org//choice-ofcontrol-group-and-related-issues-in-clinical-trials.pdf.

ICH Harmonized Tripartite Guideline. Clinical Safety Data Management: Definitions and Standards for Expedited Reporting E2A; 1994. Disponible à http://www.ich.org/fileadmin/Public_Web_Site/ICH_Products/Guidelines/Efficacy/E2A/Step4/E2A_Guideline.pdf.

Samet JM, Wipfli H, Platz EA, Bavspar N. A Dictionary of Epidemiology. In: Porta Miquel, ed. *American Journal of Epidemiology*. Fifth Edition 170. 2009:1449.

World Health Organization. Available at: http://www.who.int/topics/epidemiology/en/.

（陶一鸣 译，孙 凤 校）

附录 2　药物流行病学术语表

β **错误（Beta error）**：详见第二类错误。

Ⅰ期临床试验（Phase Ⅰ clinical trial）：首次在人体中使用新活性成分的试验。这类试验通常在健康志愿者身上进行，其目的是评估耐受性与剂量的关系，并首次进行临床药代动力学研究。

Ⅱ期临床试验（Phase Ⅱ clinical trial）：是一项旨在证明某种活性成分对所针对的疾病或病症的患者的疗效并评估其短期安全性的治疗预试验研究。这类试验的参与者人数有限，并且通常在该阶段结束时采用比较性方案（例如，与安慰剂或已知对照药物进行比较）。Ⅱ期试验还用于确定适当的剂量、用量和疗程，并在可能的情况下阐明剂量 - 反应关系，为设计更多参与者的治疗试验提供最佳依据。有时会区分Ⅰ期试验和Ⅱ期试验，Ⅰ期试验的特点是研究药物的药效学效应和耐受性，而Ⅱ期试验则侧重于研究治疗活性与剂量的关系。

Ⅲ期临床试验或关键试验（Phase Ⅲ clinical trial or pivotal trial）：与Ⅰ期或Ⅱ期试验相比，这种试验涉及的患者群体更大，如有可能，可确定短期和长期获益 - 风险比，并评估一种或多种制剂的总体和相对治疗价值。通过这些试验，可以研究最常见不良反应的类型和概况，以及与临床相关的药物相互作用以及年龄等因素对试验结果的影响。试验方案最好是随机和双盲的，但其他设计也可以接受，特别是对于长期的安全性研究。一般来说，Ⅲ期试验的条件应尽可能接近正常使用条件。

Ⅳ期（Phase Ⅳ）：该术语指药物批准上市后，在批准规定的条件下（如适应证、剂量、持续时间等）进行的所有研究或试验。与Ⅰ、Ⅱ、Ⅲ期不同，“Ⅳ期”并不意味着一种特定的方法或目标，而是指一种管理情况，即批准后时期。

Ⅳ期试验、Ⅳ期研究（Phase Ⅳ trial，Phase Ⅳ study）：这是上市后使用的重要工具，代表根据说明书（如加拿大 PM）包含的信息（适应证、剂量等）对药物进行的试验或研究。它们可用于药物警戒或评估治疗效用或策略的成本。虽然应该考虑到普遍的条件，但Ⅳ期试验必须采用与上市前临床试验同样严格的方法进行，并且至少包括精确的方案。从监管角度看，所有为扩大批准用法（如新适应证、新剂量等）而进行的上市后试验都是Ⅱ期或Ⅲ期试验。

安慰剂（Placebo）：指一种物质或药物制剂或其他治疗方法，被设定为治疗有效，但实际上没有内在活性，不一定具有治疗效果。此类物质可以改善患者的健康或福祉状态（安慰剂效应）或引发不良事件（反安慰剂效应）。在可能的情况下，在临床试验中，一组参与者使用安慰剂（称为安慰剂组），可以估计处方、处方环境或参与临床研究这一行为所引起的效果的显著性，为量化所研究药物的疗效提供最佳参考。

安慰剂效应（Placebo effect）：指参与者的健康或福祉状态发生了改变，不能用药物的药理学特性来解释，但显然与处方、环境或患者对药物疗效的信心有关。这种效应也可以在非药物治疗中观察到。

保护作用（Protective effect）：代表与某一暴露或某一特征相关的不良事件发生的风险降低。在有对照组的对照研究中，当相对危险度或 OR 显著低于 1 时，则表示该因素具有保护作用。

暴露 / 非暴露研究（Exposed/not-exposed study）：表示基于两个人群随访和比较的前瞻性病因研究设计，其中只有一个人群暴露于影响结局事件的因素下。如果暴露是由偶然因素决定，那么暴露 / 未暴露研究与解释性或实验性临床对照试验相同。关于观察性药物流行病学，暴露 / 未暴露研究等同于具有对照组的队列研究。

暴露人群归因危险分数（Attributable fraction of the risk in the exposed）：这表示的是在暴露人群中，事件发生是因为暴露而导致的病例所占的比例。这个比例显示了，如果消除了暴露因素，在暴露人群中事件的风险将会减少多少。暴露人群归因危险分数是通过将暴露组与非暴露组中测量的风险差除以暴露组中的风险计算获得。如需更多信息，请参阅第 3 章的文本。

暴露组（Exposed）：是指具有明确定义的可能增加事件或疾病发生概率的特征的对象或人群。例如，这种特征可能是过去或现在与病原体（如细菌、病毒、辐射等）接触。在药物流行病学中，“暴露组”一词指接受一种或多种药物治疗的患者，其治疗条件（如剂量或持续时间）使其面临某种不良反应的风险。该术语也适用于间接暴露（如子宫内暴露或婴儿通过母乳喂养接触药物）。风险期并不一定与治疗期相对应：如对癌症的治疗具有起效延迟效应，即使治疗已经过去数年，参与者仍被认为处于风险中（即暴露）。另外，并非每个接受治疗的参与者都一定处于风险之中。如果不良反应在治疗 3 个月后才发生，则接受治疗 1 周的参与者不存在风险，应视为未暴露。

贝叶斯理论（Bayes's theorem）：这是由托马斯·贝叶斯（Thomas Bayes）牧师（1702—1761）首次提出的关于条件概率的数学公式。它允许在特定的条件下（例如，一个检验结果为阳性或阴性，某症状存在或缺失）计算某事件发生或某种说法正确的概率。在这个公式中，给定阳性测试结果时的疾病发生概率（后验比率）等于分析前估计的疾病发生概率（先验比率）乘以存在疾病时测试为阳性的概率。先验比率的这个乘数被称为似然比。贝叶斯理论在临床和流行病学研究中有着广泛的应用。其中，它被用于评估个体案例中的因果关系（参见第 3 和 4 章）。在进行因果关系分析前，需要预先确定给定患者观察到的不良反应是否由目标药物引起的先验比率。如果没有明确的依据支持药物与不良反应之间的关联或非关联，这个先验比率设为 1。在最理想的情况下，可以根据先前流行病学研究得到的相对危险度或比值比来估算先验比率。随后，将先验比率和一个或多个与可用信息、体征或因果关系分析相关标准对应的似然比相乘。似然比是根据药物是否引起不良反应时，某特定标准（如症状或体征）出现的概率来定义的。例如，当 65% 发生某不良反应的患者为女性，而在所有使用该药物的人群中，女性所占比例仅为 45% 时，女性的似然比计算为 0.65/0.45，即 1.4。在评估药物是否导致特定不良反应时，我们会将与因果关系分析相关的所有似然比与先验比率相乘，从而得到后验比率。这种方法适用于比值失衡分析，尤其是在评估药物与特定不良事件之间是否存在关联时（详见第 3 和 4 章）。

备择假设（Alternative hypothesis）：这是一个预先指定的假设。在统计检验中，如果零假设被拒绝，我们则接受这个预先设定的假设。

背景噪声（Background noise）：用于描述某一事件在总体或某一特定参考人群中的自然发生率。当背景噪声较强时，在随访期间可能难以准确识别出与某一暴露因素相关的中度风险增加。在通过自发报告的药物安全监测中（被动监测），背景噪声是由针对某特定药物报告的所有病例构成，这些病例在类型、严重性和真实性上可能存在很大的差异。

比率（Ratio）：表示一个量除以另一个量。例如，这个非常笼统的术语可以表示两个群体的相对规模（如老年参与者 / 年轻参与者的比、男性 / 女性的性别比、药物的获益 - 风险比）。与率或比例不同，比可以指对不同人群进行的两种测量：发病率比（比较两种发病率）、风险比（比较两种风险）、比值比（比较两种比值）和其他。在药物流行病学和药物警戒学中，最常用的比是获益 - 风险比。对于监管机构批准上市的新药，其获益应大于风险。

比例（Proportion）：即某一特征的参与者数量除以研究人群中参与者总数。比例可以在 0 ～ 1 之间，可以通过乘以 100% 转换为百分比，也可以通过乘以 10 的幂转换为比率。例如，在 827 名参与者的样本中，1 年内观察到的 16 例病例相当于 16/827=0.0193 或 1.93% 的比例，或 19.3/1000 的年发病率。

比值（Odds）：表示事件发生的概率与不发生的概率之比，比值 = 发生概率 / 1 – 发生概率。例如，如果 120 名参与者中有 31 人接触过某种药物，则该人群暴露于该药物的比值为 31/（120 – 31）= 0.35。

比值比（Odds ratio）：是药物流行病学中的重要术语，表示两个比值之比，每个比值都是一个事件发生概率与事件不发生概率的比值。OR 常用于流行病学和药物流行病学，主要有以下 3 个原因：

- 与相对危险度不同，OR 在前瞻性（队列）研究和回顾性（病例对照）研究中都能准确地计算出来。
- OR 具有数学特性，可以用常见的模型（如 logistic 模型）进行分析。
- 当事件发生的概率（风险）较低时，OR 实际上等于相对危险度，因此是相对危险度非常好的近似值（更多信息详见第 3 章正文）。

在病例对照研究中，我们计算病例组和对照组 OR 值，见表附录 2.1：

表附录 2.1　用 2×2 列联表计算 OR

暴露史	病例	对照
有	*a*	*b*
无	*c*	*d*

OR =（a/c）/（b/d）= ad/bc

变量（Variable）：是药物流行病学中的重要概念，代表测量对象，可以在事先定义的范围内取任何值（连续变量），也可以根据个人或环境取几种状态（定性变量）。如果一个变量的值不因某一因素的存在或其他变量的取值而改变，就称其为自变量；反之，则称其为因变量。

病例（Case）：在研究中，被定义为具有某一或多个特定关注特征的个人或事件。

病例 - 人群研究（Case-population study）：这种研究方法是基于病例队列方法，在一个由某一特定地理区域的所有居民构成的队列中进行的。该研究主要对比人群中出现的病例的特征（尤其是他们之前可能对某种特定危险因素的暴露情况）与整体人群的特征（前提是能够获得整个人群的人口统计学信息、健康状况或药物使用的统计数据）。该方法的真实性基于存在一个能在人群中识别所有特定病例的监测系统。其零假设为，暴露和病例之间不存在关联，即除了抽样误差外，病例组的暴露比与整体人群中其他人的暴露比相同。例如，为探讨地诺单抗（Xgeva）是否增加 65 岁及以上老年人的髋部骨折的风险，可对某一特定地理区域的所有 65 岁及以上的居民进行研究。如果能够识别在某一特定时间段内该地区发生的所有髋部骨折的病例，并且知道这一人群的药物使用情况，则可以将病例中地诺单抗（Xgeva）的暴露比与整个 65 岁及以上人群在同一时间段内的暴露比进行比较，若 OR 值大于 1，且差异有统计学意义，则可以推断地诺单抗的使用与髋部骨折风险存在关联（无论是否为因果关系）。

病例报告（Case report）：是对单一病例的临床和实验室数据的描述，主要用于药物不良反应的被动监测。此类的监管数据元素已经在 ICH-E2A 中得到明确定义。

病例定义（Case definition）：指一组标准，旨在帮助研究人员在研究中可操作性地识别所研究的事件。这些标准应具备准确性、不引起歧义、可重复性、外推性，并与研究主题紧密相关，以确保测量（例如发病率）的真实性。病例定义为可用于病例对照研究中确认病例状态、队列研究或临床试验中识别研究结局，或自发性报告的框架中。通常由专家委员会使用病例定义标准评估潜在的病例，这些专家委员会对他们的暴露状况并不知情。例如，血小板减少症可以定义为：在至少相隔 1 周的两次测量中，血小板计数低于 100 g/L，血红蛋白高于 6.2 mmol/L，多核白细胞高于 1.5 g/L，且患者未接受细胞毒性抗癌药物治疗。此类定义应在研究开始前进行确定。

病例队列研究（Case-cohort study）：是一种流行病学设计，其中在队列随访过程中发生特定事件的参与者，会与起始时期随机选择的整体人群（作为对照组）进行比较，重点关注两组参与者的基线暴露状态（更多细节请见第 3 章相关小节）。由于这种选择方式，对照组中可能包含了最终会转变为病例的个体。病例队列研究与巢式病例对照研究的主要区别在于，前者中的对照组成员并非基于队列内的病例进行匹配，而是在随访开始时随机选择的。这使得统计分析更具挑战性，但带来的好处是选择对照组更为方便（无需预先匹配），并允许在同一队列中使用相同的对照组进行其他比较。在特定条件下，病例队列方法可应用于大规模人群，如某一地区的所有居民。

病例对照研究（Case-control study）：是一种流行病学研究设计，通过比较已经发生某特定事件的参与者群体（病例组）与未出现该事件的参与者群体（对照组）在过去是否暴露于某特定危险因素（如使用特定药物），探索某特定事件的发生与特定的危险因素或特性之间是否存在关联（更多细节请见第 3 章相关小节）。尽管两组的样本量可能有所不同，但除了所研究的危险因素外，它们在其他可能的影响暴露风险概率的主要因素上应尽可能地一致。理想情况下，从同一人群中随机选择病例与对照最为合适，但在实际操作中，为了减少潜在混杂因素对结果的干扰，常会采用预先匹配或在分析阶段进行调整或分层。当源人群中某研究因素的暴露率较低时，为了获得足够的统计效力，可能需要为每个病例匹配多个对照。研究的零假设是：感兴趣的暴露与定义病例的事件之间没有关联。基于此假设，预期病例组与对照组的暴露比例或概率应该相同。但如果观察到的实际情况不符合这一假设（即，OR 与 1 有显著差异），则可以认为暴露与事件之间确实存在关联，但这并不直接意味着存在因果关系。病例对照研究虽然不能直接估计风险，但其得到的比值比可以用来量化暴露与事件之间的关联强度。在不存在偏倚的情况下，如果事件的发生率较低，OR 近似于 RR，否则，相对危险度只能通过队列研究来估算。在药物流行病学中，病例对照研究尤其适用于探索使用药物与罕见或延迟发生的不良事件之间的关联，因为实施队列研究可能需要对大量人群进行长期追踪。

病例交叉研究（Case-crossover study）：是一种流行病学设计方法，旨在通过比较在预先定义的暴露时间窗内与窗外出现的病例数量，来评估某种暴露与事件发生之间的可能关联。这种方法适用于暴露状态随时间发生变化的人群。此方法只在以下条件下适用：

1．对人群进行的随访能确保在研究期间捕获到所有发生的病例。

2．整个随访期间都能准确知晓参与者的暴露状态。

3．参与者在随访期间的暴露状态会发生变化。

4．若暴露与事件之间存在因果关系的假设，并根据发病机制，可以确定一个暴露时间窗，在该时间窗内，该暴露所诱发的事件应当发生。

5．这个暴露时间窗相对于病例的随访时长而言是短暂的。

6．每一个暴露时间窗内，事件的发生风险是恒定的。

只有当满足这些条件时，我们才会比较在暴露时间窗内的事件数量与在无关联假设下预期的病例数量。第 3 章也对此信息进行了详细探讨。

播种研究（Seeding study）：这是一项为科学目的而进行的药物流行病学研究，其申办方的主要（甚至唯一）目标是增加处方数量或相关药物的市场份额。“播种”一词主要适用于已进入（或即将进入）市场的药物研究，因此属于Ⅳ期研究。在“播种”或“植入”研究中，招募一定数量的临床研究人员并给予酬金，鼓励他们养成一种比较持续的某种优先处方习惯。除了少数明显的情况外，要辨别一项研究是以促销药物为目的还是以科学研究为目的并不容易，因为科学研究的阳性成果可能会导致市场份额的增加。

伯克森偏倚（Berkson's bias）：是一种特定形式的入院偏倚，常见于病例对照研究中，可能导致对暴露和结局之间关系的错误估计。该偏倚可能发生在以下情况：研究中的病例是在某一特定医疗机构中确定的，而且进入这些医疗机构的病例可能与研究中所关注的因素有关。因此，暴露与结局之间的关联强度可能会被人为夸大（或缩小）。例如，在一项评估药物使用与心脏损伤之间关联的病例对照研究中，如果病例是从专门治疗由药物引起的心脏损伤的心脏病科中选取，那么这些病例暴露于某一特定药物的概率可能会异常增高，进而导致关联强度被高估。相反，如果选择原因不明的心脏损伤病例，那么他们可能更倾向于住院治疗。因此，已知具有心脏毒性的药物在此类医院病例样本中可能被低估。

常规照护关系（Normal care relationship）：表示一种与患者的接触、治疗方法的选择、预期疗效、产生的风险和监测方法都不受外部干预而组织或改变的医疗关系。医疗保健提供者只考虑患者的利益，而不考虑对研究结果感兴趣的第三方（例如申办方）的利益，他们以现有的医学知识和科学界或卫生当局的建议为指导。临床研究者与患者之间的常规照护关系的维持决定了观察性研究的环境。

巢式病例对照研究（Nested case-control，nested case-control design，nested case-control study）：在队列人群中进行病例对照研究，不管队列是否为此目的而构建（见第 3 章正文）。在随访期间，所有在队列中出现感兴趣事件的人群（病例）与队列中未发生相关事件的人群（对照组）在暴露于所研究的危险因素方面进行比较，同时可能进行可能匹配或调整。与传统的病例对照研究不同，巢式病例对照研究可以估算绝对风险。

成本 - 获益研究，成本 - 获益分析，成本 - 获益（Cost-benefit study，cost-benefit analysis，cost-benefit）：是一种以货币形式比较治疗策略的成本和效益的研究。例如，比较疫苗接种行为的成本与通过接种疫苗所预防或已经避免的疾病治疗成本。

成本 - 效果研究（Cost-effectiveness study）：是一种以一个或多个生理（非货币）指标作为效果评价指标，比较治疗策略的成本和效果的研究。成本是以结果的单位来表达（例如，每增加一年生命的成本、每避免一次并发症的成本等）。“成本 - 效果”这一术语可以被视为“效率”的同义词。

抽样（Sampling）：是指目标人群中抽取参与者。

统计推断的有效性要求参与者测量的结果具有外推性。主要有以下 3 种采样方法：

- 随机抽样，由总体中随机抽取的样本组成。如果样本量足够大，抽样误差的影响可以忽略不计，这保证了研究样本的代表性，消除了选择偏倚的可能性。
- 系统（或伪随机）抽样，其中样本的选择不是随机的，而是遵循一个独立于所研究现象的抽样标准。例如，在一个国家一天内所有有过神经咨询服务的个体中，可以每隔 4 个个体选择一个作为样本。
- 非随机抽样，即选择样本既不遵循随机过程，也不遵循系统过程（例如，选择同意回答问卷的患者）。
- 虽然这种方法更容易实施，但它很难确保样本的代表性，因此容易受到选择偏倚的影响。

抽样分数（Sampling fraction）：这表示样本（通常用于调查）的大小与抽取样本的人群大小的比，测量结果通常会根据抽样分数进行外推。抽样分数通常表示为百分比或率（抽样率）。例如，一项关于精神药物使用的调查包括2040名成年参与者，调查基于魁北克省400万成年人的总人口，抽样分数为：(2040/4 000 000)×100%=0.05%。抽样分数是判断统计推断稳定性的基本参数，可被用于估计置信区间。

促成因素（Contributing factor）：是在药物警戒中常用的相关术语，用于指代某个因素的存在可能增加不良事件发生的概率。在流行病学中，人们通常更倾向于使用“危险因素”或“效应修饰因子”这些术语。

单侧检验（One-sided test，one-tailed test）：一种统计检验，其中零假设的拒绝域仅位于该假设的一侧。事先选择单侧检验，而不是双侧检验，通常可以减少样本量，以保证在零假设为假时拒绝零假设的给定概率（统计效能）。

登记（Registry，register）：如第2章所述，该系统包括以有组织的方式定期收集和记录某地区（如城镇、行政区、国家等）内某一特定事件（通常是疾病）的所有个体。创建登记系统的前提是采取各种手段保证数据收集的完整性。在药物流行病学中，登记数据［如先天性畸形、癌症或服用同一种药物的人的注册登记（药物注册登记）］是估算发病率或进行病例对照研究等的宝贵数据来源。在药物警戒方面，登记数据通常用于主动监测药物不良反应。

等效性（Equivalence）：表示相同或几乎无差异的状态。因此，如果两种治疗策略在定性和定量上都能产生相同的效果，则可以认为它们是等效的。等效性常被用来描述治疗效果和不良反应。“生物等效性”是指两种药物在吸收和消除阶段，诱导机体内活性代谢产物在血浆中的浓度维持在相同水平，因此预期可产生（定性和定量）一致的生物学、药理学反应及治疗效果。在此情况下，等效性需依据监管标准判定该术语的具体阐释详见第4章。

第二类错误、β错误（Type Ⅱ error，beta error）：错误地接受原假设而实际成立的是备择假设的概率。例如，这是指存在差异却没有被检测到的风险。$(1-\beta)$代表统计检验或研究的功效。

第三类错误、γ风险（Type Ⅲ error，gamma risk）：指在使用双侧统计检验比较两个估计值或比较不同的疗法时，得出其中一个风险高于另一个的结论，而事实上却低于另一个。第三类错误通常与实效性试验有关（见上文）。

第一类错误、α错误（Type Ⅰ error，alpha error）：表示错误地拒绝原假设而支持备择假设的概率。例如，在比较两种治疗策略时，第一类错误是我们可以接受的最大风险，即错误地发现事实上并不存在的差异。$(1-\alpha)$代表所选结论的置信度。

调查（**Survey**）：是指从某人群（目标人群）中选取一定数量的个体，研究他们的特征、健康状况、行为或对某些健康问题的看法。调查是一个推断的过程，因为从样本中获得的估计结果通常会被外推到目标人群，这就要求研究样本在可能歪曲测量或分析的主要变量方面可以代表目标人群。实现代表性的方法有很多种：从目标人群中随机抽取参与者（简单随机抽样），从总人群中抽取一定数量的个体组（家庭或集体）（整群抽样），或根据年龄等给定参数从总人群中选择亚组进行调查（分层抽样）。通常来讲，样本量与目标人群的关系（调查比例或率）决定了估计的精确度和外推的有效性。

定量变量（**Quantitative variable**）：连续变量或离散变量。

定性变量（**Qualitative variable**）：它们是只能取离散值的变量，相互之间没有量级关系（如性别、血型、种族等）。这些变量通常是固定的，并能描述个体的特征。

动态性（**Dynamic**）：用于描述一个随访期间随时间变化的人群结构，即在随访期内，有部分参与者退出，以及新的参与者加入。因此，在任何给定的时间点，每个参与者的随访时间（从开始暴露到该时间点的长度）可能存在差异。此外，“动态性”也可指代任何随时间发生变化的事件或变量。

毒性效应，毒性反应（**Toxic effect，toxic reaction**）：因服用毒性、超治疗剂量的药物而产生的有害表现。这种效应可能由于在短时间或极短时间内大剂量服用（中毒或急性毒性），也可能由于反复服用导致累积剂量过大（累积或慢性毒性）。该术语更广泛地适用于描述目标组织或器官中活性成分或其代谢物浓度过高所致的表现。特定药物的治疗安全窗取决于毒性剂量和有效剂量之间的关系；这一比率有时被称为“治疗指数”。

队列（**Cohort**）：在流行病学研究中，该术语指的是根据一个或多个共同特征选定的一组参与者，并对其进行随访，以识别、描述或量化某一事件。在药物流行病学中，参与者通常是根据他们对某一药物（或药物类别）的暴露来确定的，而关注的事件或结果可能是治疗效果、药物不良事件、用药习惯，或其他与暴露效果评估相关的标准。“队列”这一术语并不限定样本量以及具体的研究设计：可以包括小样本或大样本，可以有或没有对照组（对照组可以是随机对照或非随机对照，可以进行匹配或不匹配）。在药物警戒领域，“队列研究”通常指的是上市后的观察性研究，即一种在药物获得市场许可后进行的，不设立对照组的观察性研究。大多数上市后的观察性研究都有多种目的，它们应各自遵循上市后研究的法规指南。在研究期间，根据是否有新的参与者进入队列，将队列分为“固定队列”和“动态队列”。队列人群的随访时间可以是相同的（有固定随访期的队列）或是不同的。随访时间不同时，使用发病密度进行计算可以有助于考虑到每个参与者对总随访时间的不同贡献。

队列效应，代际效应（Cohort effect，generation effect）：表示两个或多个群体中的个体在健康状况（例如，某疾病的发病率）或暴露状态方面存在差异，这些差异与这些个体出生在不同时间段（即不属于同一代人）有关。其反映了随着时间的推移，群体中环境、生活质量、卫生状况、医疗保健系统等各种因素的变化对个体的影响。例如，在1940—1950年出生的人群中，瓣膜病的发病率比1960—1970年出生的人群中的发病率更高。我们知道，瓣膜病的主要原因是儿童期的链球菌感染导致的风湿性心脏病。而在1960年之后，对儿童扁桃体炎使用青霉素的治疗变得更加系统化。同样，“队列效应”这一术语也被用来描述在对一个固定不再更新的队列进行长期随访期间，某一事件发生风险的变化。

队列研究，随访研究，前瞻性研究（Cohort study，follow-up study，prospective study）：是基于对单个或多个队列进行随访的流行病学研究方法。对单个队列的随访通常是为了描述或量化某一现象（即描述性研究），对两个或多个队列进行比较分析，旨在探讨和解释事件的发生机制，或者确定某一事件的原因。

对照，对照组（Control，control group）：在对照试验中，是指用作参照的单一参与者或一组参与者。理想情况下，对照与正在研究的病例应为同源人群，与病例组的唯一区别是他们未受到所研究的特定危险因素的影响。

对照风险（Reference risk）：这是指在对照人群中估计的风险，该人群除了其成员没有暴露于所研究的因素之外，所有其他方面都与暴露人群相似。例如，对照风险在临床试验或队列研究中是对照（比较）组估计的风险。对照风险是药物流行病学中的一个基本参数，因为它是唯一能量化未暴露于所关注药物的参与者风险的参数。对照风险可能与普通人群中估计的风险大相径庭。

对照人群，对照组（Reference population，reference group）：指未暴露于相关风险因素，并在理想情况下所有其他方面与暴露群体相似的群体。对照组用于估计对照风险，然后与暴露者估计的绝对风险进行比较。理想的对照组是在研究群体的同一源人群中随机抽取形成的。如果不能做到这一点（药物流行病学中通常是这种情况），则必须根据可能使测量产生偏差的主要变量来验证两组的可比性。详细信息可参考ICH-E9临床试验统计原则指南。

对照试验，比较试验（Controlled trial，comparative trial）：是药物流行病学中的一个重要术语，指的是一种前瞻性的临床试验，一个药物或治疗策略与一个参考（对照）进行比较（详见第3章）。比较的对象可以是治疗效果、药物耐受性或其他任何标准（药代动力学参数、成本、生活质量等）。所使用的对照物可以是惰性物质（安慰剂）或其他被认为有效的药物或非药物策略。这种方法可能采用平行组设计或交叉设计。在这两种情况中，治疗的分配都可以是随机的。

同样，分配的具体情况可能对参与者、研究人员或两者都是未知的（单盲试验、双盲试验）。

多中心（Multicentre）：指由一位以上的研究者在不同地点进行的研究（如研究或试验），但遵循同一方案。这类研究通常与Ⅲ期研究（或关键性研究）相关。

二分类变量（Binary variable）：该类型的变量只能有两个值（如0或1，患病或非患病，存活或死亡，男或女等）。有时为了便于分析，可通过设定截断值，将某些连续的定量变量（例如，体重、身高、血糖、血清肌酐水平等）转换为二分类变量。例如，可根据BMI水平，将参与者分为两组，分别为BMI $< 30\ kg/m^2$ 组和BMI $\geqslant 30\ kg/m^2$ 组。

二项分布，二项式定律（Binomial distribution，binomial law）：二项分布描绘了一种离散或不连续的概率分布模式，具体指在进行 n 次独立试验中，观察到 x 次成功的概率分布。该分布假定每一次试验中成功的概率为 p，且该概率在每次试验中都保持一致，每次试验只有两种可能的结果，如成功与失败、是否患病、存活或死亡等。在药物流行病学领域，当考虑每一个参与者对药物的暴露都为一个独立试验时，二项分布被用来估算在 n 个样本中观察到特定数目 x 的事件的概率。该分布假设每一参与者发生某事件的概率 p 是相同的。

发病（Incidence）：在一定时期内，在人群中发现的新病例数（如发病病例、年发病率、发病率等）。在日常用语中常用来表示发病率（例如，年发病率为3‰）。

发病率（Incidence rate）：是指某一事件在特定时期内发生的新病例数除以同时期暴露人数。发病率代表单位时间内人群中新病例的产生速率。它是估计人群中事件或疾病风险的基本参数，或用于估计该人群中某一参与者或亚组的风险。在人群中出现的病例数可以与观察期内随访的参与者人数相比，或者与研究队列的总人群或者观察人时相比（发病密度）。在药物流行病学中，研究人群通常是由于接受某种药物治疗而暴露的人群，但也可以是未接受治疗的人群（如对照人群或普通人群）。就发病率而言，出现事件的参与者（构成分子）是总研究人群（分母）的一个子群体。人群中的每个参与者理论上出现事件的基线概率都相同。在计算分母时，不应包括出现事件概率异常低或为零的参与者（例如，接受治疗的时间太短而不存在风险的参与者，或生理上无法出现相关事件的参与者），或者那些没有以适当方式接受调查的参与者，调查方式无法保证识别相关事件的参与者也不应纳入分母计算。

发病延迟、发病时间（Onset delay，time to onset）：表示从开始接触某一危险因素（例如，使用药物治疗）到发生某一现象（例如，不良事件）之间的时间间隔。与“潜伏期”一词不同的是，即使在两个事件之间没有关联的情况下也可以使用“发病延迟”一词，并且是没有因果关联时特别有用的术语。

反向因果关系偏倚（Reverse causality bias，cart versus horse bias）：是指在不能精确分析数据时间顺序的情况下，错误地得出 A=B 因果关系类型的结论，但实际（如果存在）是 B=A 类型的。例如横断面研究中可能会出现反向因果关系偏倚。详情可参阅第 3 章。

仿制药（Generic drug）：是指与参考药物具有相同药物形式、相同性质和数量的活性成分的一种药物，其生物等效性已被适当的研究证明。仿制药只有在被仿制的新技术（如活性原理、生产工艺、剂型、新联合体等）的专利保护期结束后才能被上市销售。

访谈者偏倚（Interviewer bias）：这是另一种重要的信息偏倚，访谈者根据参与者所在的比较组，以系统性的不同方式向参与者提问。这种偏倚在病例对照研究中非常典型，因为访谈者知道被检测的假设并致力于验证它。他可能有意或无意地比对照组更准确、更坚持地询问病例是否暴露于可疑的风险因素。该术语在第 3 章中也有讨论。

非对照研究，非对照试验（Noncontrolled study，noncontrolled trial）：是一种既不将测量值与另一个样本的测量值进行比较，也不将其与事先已知或固定的参考值进行比较的研究。非对照策略常用于描述性流行病学，以测量某一现象的频率、描述该现象或研究其演变。“开放式研究”和“开放式试验”这两个术语具有相同的含义，但可能会引起混淆，因为这意味着样本人群在研究期间会发生变化（“开放人群”一词在流行病学中常被用作“动态人群”的同义词）。

非预期药物不良反应，非预期不良反应（Unexpected adverse drug reaction，unexpected adverse effect）：这是药物流行病学中的一个重要概念，是指归因于某种药品但与该药品已知的药理特性无关的有害和不良表现。一般认为，非预期不良反应揭示了某些患者固有的一个或多个风险因素（例如，既往过敏敏感性、代谢异常、某种氨基酸的缺乏、特殊受体人群等）。根据这些因素在受影响人群中的分布情况可知，这类不良反应的发生率可能很低。由于事先对这些风险因素一无所知，即使随后可以确定其机制，也可以使用“非预期”一词。非预期不良反应有时被称为“B 类反应”。目前国际定义倾向于将未标记效应（即在最新版的 PM 或 IB 中未明确提及的效应）称为“非预期”。

分层（Stratification）：这种方法是根据给定标准（如年龄、社会经济地位、相关药物数量等）的分布情况，将样本或人群划分为若干个亚组。根据某一因素或某一变量的值，计算每个亚组的特定率，可用于评估该因素或该变量的取值对估计值的影响。例如，根据年龄分层可以发现，在接受治疗的人群中计算的超额死亡率实际上是由于该人群中的老年人比例过高造成的（如果与对照人群中的同等年龄组进行比较未显示出显著差异)。分层还可以检验给定变量的效应修饰作用。

风险(Risk,hazard):表示一个事件在 t 时刻发生的概率,而它在 $t-1$ 时刻没有发生。在药物流行病学中,这个术语指的是已知该个体在之前的时间间隔内没有出现这一事件,该个体(无论是否有药物暴露)在任何给定时间内出现这一事件的概率。风险通常是根据某一时期的发病率来估计的。例如,如果在人群中测量的事件年发病率为 2.5/1000,则参与者在 2 个月内的事件发生风险为(2.5/1000)×(2/12)= 0.00042 或 4.2/10 000。如果不考虑风险随时间或参与者发生变化,从人群估计(发病率)推断个体估计(风险)可能会导致解释错误。详细信息可参考 ICH-E9 指南。

风险比(Risk ratio):这是两种风险之间的关系,通常在不同的人群中估计。暴露人群中估计的风险(绝对风险)与未暴露人群中测量的风险(对照风险)之比代表相对危险度的特定情况。有关此术语的更多信息请参阅第 3 章。

风险差异,超额风险,归因风险(Risk difference,excess risk,attributable risk):这是指在暴露人群中测得的风险(绝对风险)与在未暴露人群中测得的风险(对照风险)之间的差异。此差异量化了与暴露相关的风险增加。例如,如果在暴露于某种药物的队列中测得患血小板减少症的风险为 18/10 000,而在未暴露队列中测得的风险为 3/10 000,则患血小板减少症的风险差异为 15/10 000。对于许多作者来说,"超额风险"和"归因风险"这两个术语不应与"风险差异"同义使用,因为前两个术语意味着在暴露参与者中观察到的风险增加只能由暴露引起。在比较在可能影响测量的因素方面相同的两个群体的实验性研究中,可以得出这样的结论;在观察性研究中不一定如此。详细信息可参考 ICH-E9 临床试验统计原则指南。

风险函数(Hazard function,risk function):事件发生概率随时间变化的函数。理想情况下,这种风险的演变通过对瞬时发病率的重复测量来估算。在一段时间内充分随访的人群中,以足够近的间隔对瞬时发病率进行定期重复测量。对于一些研究者来说,风险函数也表示一种数学模型,可以预测随访期间某一特定时间的瞬时风险。

风险率(Hazard rate,attack rate):表示一个尚未受影响的参与者在很短的时间内(趋于零)出现感兴趣事件的概率。它由瞬时发病率估算得出。

风险因素(Risk factor):这是药物流行病学中的重要术语,表示与事件或疾病发生概率增加相关的特征。该特征可以是个体固有的(例如年龄、性别、遗传特征等),也可以与疾病、环境因素、饮食、药物使用、家族史等相关。"风险因素"并不意味着该因素的存在与事件或疾病的发生之间存在因果关系。只有通过对照研究（即如果该因素在出现事件的参与者中的比例高于未出现事件的参与者）才能有效地识别风险因素。第 4 章提供了这个重要术语的具体案例。

封闭人群（Closed population）：在生物统计学中，该术语描述的是一个固定的人群（如队列），其成员在整个研究期间不会增加。因此，由于死亡、失访等原因，该人群的规模随时间逐渐减少，而参与者的平均年龄则逐渐增加。此定义并不意味所有参与者同一时间进入队列，但在达到预定的样本量后，队列将不再招募。这里的“封闭”往往与“固定”意义相近，但在其他场合，“固定”可能有不同的解释。

符合方案分析（Per protocol analysis）：一种基于患者在疗效或耐受性研究中严格遵守治疗方案的统计原则。该方法适用于解释性试验。有关此方面的更多信息，读者可参阅 ICH-E9 指南。

副作用（Side effect）：是指与药品药理特性有关的不希望出现的表现，可能是其主要药理作用（用于治疗）的一种特殊表现或一种附属属性。副作用可能产生有害后果，也可能不产生有害后果。

GRADE 系统（GRADE system）：GRADE 提供了一个系统，用于评定系统综述和指南中的证据质量，并对推荐强度进行分级。该系统专为不同管理策略或干预措施的评估和指南设计，其中可能包括不采取干预措施或当前最佳管理方法。GRADE 流程首先要提出一个明确的问题，包括所有重要结果的具体说明。在收集和总结证据后，GRADE 为评估证据质量提供了明确的标准，其中包括研究设计、偏倚风险、不精确性、不一致性、间接性和效果的大小。根据支持证据的质量以及不同管理方案的利弊平衡，分为强或弱推荐（其他术语为有条件或酌情）。在 GRADE 方法中，RCT 作为高质量证据，观察性研究作为支持干预效果估计的低质量证据。最终，每种结果的证据质量从高到低分为 4 类。指南制定者（而非系统综述者）审查所有信息，做出哪些结果关键、哪些重要的结论，并对整体证据质量评级做出最终决定。指南（而非系统综述）制定者之后考虑推荐的方向和强度。期望和不良结果之间的平衡、患者的价值观和意愿决定推荐方向，这些因素与证据质量一起共同决定推荐强度。在考虑到不同管理策略对资源使用影响后，推荐方向和强度都可能有所改变。由于大多数现有的系统综述并未充分考虑所有相关结果（例如，许多系统综述仅限于 RCT），因此 GRADE 流程可能需要一个以上的系统综述。

概率（Probability）：这是一个相对频率，用来定义一个事件预期发生的次数，或者一个假设预期在大量（接近无穷大）尝试中被验证的次数。概率通常表示为 0 ～ 1 之间的比例，常转换为 0% ～ 100% 之间的百分比。

干预性，非观察性的（Interventional，nonobservational）：形容词，表示为

研究目的而人为改变事件常态或治疗关系的情况。通常是为了在最佳条件下进行比较而创造的人为情景或群体。该术语是“观察性的”的反义词。实验性设计是最具干预性的研究。

个人治疗获益（Personal therapeutic benefit）：指患者因参与生物医学研究而对其健康或福祉可能产生的获益。生物医学研究（如临床试验）可相应地被描述为具有或不具有个人治疗获益。若有部分参与研究的参与者健康状况或福祉有所改善，则一般称研究具有个人治疗获益。因此，比较药物与安慰剂疗效的盲法随机试验可被视为具有个人治疗获益。尽管从定义上讲，一些事先并不知情的患者可能并不会在试验中接受积极治疗。

估计（Estimation）：是指从总体中抽取样本进行测量，尽可能精确地确定总体中某个未知参数的一种推断过程。“估计值”表示此推断过程的结果。

固定（Fixed）：在药物流行病学中，该术语可以描述：

- 成员不因纳入新参与者而更新的人群（例如，固定队列）。
- 人群中所有成员的随访期相同（即，具有固定随访期的队列）。

关联，相关，统计依赖性（Association，correlation，statistical dependence）：表示两个或多个变量之间可能存在的统计学关联。例如，如果事件的发生概率（或事件的案例数）随着某变量的存在或不存在而变化，或随该变量的值而变化，那么事件与变量间就存在关联。如果在特定因素存在时事件的发生概率增加，或者两个变量的值趋于同一方向变化，即为正相关。反之，如果在某因素存在时事件的发生概率减小，或者两个变量的值趋于相反方向变化，即为负相关。尽管某些关联可能仅仅是偶然的或由随机因素产生，但“关联”这一术语大多数情况下是指在统计上有显著意义的关系。但值得注意的是，即使统计上存在显著的关联，也不必然表示两者之间有因果关系。

观察性研究，非实验性研究（Observational study，nonexperimental study）：指研究人员仅仅观察一个群体或现象，而不以任何方式干预事件的自然进程的方法（更多信息请参见第 3 章正文）。因此，“观察性”就等同于一些研究人员使用的“非干预性”一词。在临床药理学、药物警戒和药物流行病学中，如果一项研究的所有方面（如治疗分配和时间长短、监测方法、发生风险等）都在现实情况下进行，则可称为“观察性”研究。这类研究的主要价值在于，它们基于现实生活中的情况（上市后环境）进行最真实的描述。然而，缺乏实验设计增加了偏倚（特别是混杂因素）的可能性，并使因果分析变得困难。

归因病例数（Attributable number of cases）：表示在一个人群中，由于暴露于某一特定风险因素而发生的事件的病例数。

合理使用（Proper use）：表示某药物的处方或使用符合建议。正确的使用涉及处方医生（遵照加拿大 PM 和关于适应证、禁忌证、剂量和治疗时间等的医学参考文献）以及患者（遵照关于处方和非处方药物的口头或书面建议）两方面。

横断面研究，患病率研究（Cross-sectional study，prevalence study）：该术语已在正文中解释，指在某一特定时期内对一个特定人群的某个特征（例如，暴露、事件、疾病）的现患率的研究；这也可以称为患病率研究。在药物流行病学中，横断面研究可用于测量，例如：

- 某人群中疾病或事件的患病率。
- 暴露于某风险因素的概率，如某药物的使用率。

例如，一项研究旨在调查人群中某种药物使用情况，研究团队选定了某一特定时期，从名单中随机抽取的 2400 人进行访谈，发现其中 32 人在访谈当天使用了此药物。因此，这一地区该药物的使用率为 1.3%。按照定义，横断面研究既不涉及随访，也不分析历史事件。尽管如此，我们还是可以利用其探讨某一事件与某一特征（例如，暴露）之间的关系，但需要注意的是，由于暴露与事件的时间顺序不明确，通过该研究可能会得到错误的解释结果，例如反向因果关联。例如，一项横断面研究发现，高血压患者的阿司匹林使用率明显高于正常血压者，在对年龄和性别进行调整后，该差异具有统计学意义，研究因此得出结论：服用阿司匹林可能是高血压的危险因素。实际上，高血压患者服用阿司匹林部分是为了预防由全身性高血压可能引发的卒中。基于暴露 / 事件时间顺序的分析方法可以防止这种解释的错误。

患病（Prevalence）：给定时间段内在人群中记录的某一事件的病例数量。一种疾病的患病人数包括在研究期间发生的病例（*事件病例*）和在此期间之前发生但尚未康复的病例。因此，在人群中测量的患病率总是高于发病率，除非该疾病持续时间较短，患病率和发病率往往趋于相似。对于初学者来说，术语患病（prevalence）通常被用来表示患病率（如，患病率为 8‰）。

患病率（Prevelance rate）：即特定时期内人群中报告的病例数与人群中处于风险中的个体数之比。该比例的分子包括在观察期内出现的病例（新发病例）和在此期间之前发生的尚未康复的病例。

回顾性（Retrospective）：一种回顾过去的流行病学研究，是“前瞻性”的反义词。这两个术语的区别在于分析的时间方向性，而不是关注的时间段（即前瞻性研究可基于预先记录的数据）。前瞻性分析从暴露于某风险因素开始，研究暴露发生后某事件可能的发生情况。回顾性分析从事件的发生开始，调查参与者事件发生前的暴露情况。详细信息可参考 ICH-E9 指南。

回顾性研究（Retrospective study）：一种对发生关注事件的参与者的既往史进行调查，以确定事件（疾病或症状等）的可能原因或决定因素的流行病学研究（见正文）。这种类型的研究可以是对照研究（病例对照研究）或非对照研究。因此，“回顾性研究”和“病例对照研究”不是同义词。同样，“回顾性研究”不能用来代表任何基于预先记录数据的研究。回顾性是指分析的时间方向性是回溯的（从观察到事件开始，回溯之前可能暴露的风险因素），而不是指事件已经发生了。详细信息可参考 ICH-E9 指南。

回归分析（Regression analysis）：是指根据一个或多个自变量 x_1，x_2，……x_j，找到最能预测因变量 y 的数学模型。最简单的模型是线性模型，即 $y=bx$ 或 $y=a+bx$。流行病学和药物流行病学的数据分析常用 logistic 或 Cox 等模型。详细信息可参考 ICH-E9 指南。

回归系数（Regression coefficient）：这是一个用于调整回归模型中自变量的值，以最优方式预测因变量的值。例如，假设因变量 y 的值根据以下等式中自变量 x 的值进行预测：$y=a+bx$，则 b 是自变量 x 的回归系数。详细信息可参考 ICH-E9 指南。

回忆偏倚（Recall bias）：这是药物流行病学研究中的一个重要术语，与信息偏倚有关，即不同比较组的参与者以不同的准确程度回忆关注的事件或暴露。例如，在一项调查某药物与先天畸形关系的病例对照研究中，畸形儿童的母亲（病例）在接受采访时往往比正常儿童的母亲（对照）更好地回忆起孕早期服用的药物。这可能会错误地夸大本研究估计的 OR 值。同样，在一项队列研究中，接受某药治疗的受访者可能比未接受的受访者更好地回忆起不良事件。只有当受访者的回忆朝着既定方向发生系统性偏离时，才会出现选择偏倚。如果受访者的记忆不精确或访谈者引导不力，则不是系统性的回忆偏倚，而是随机误差导致准确性降低。

混杂，混杂变量，混杂因素（Confounding，confounding variable，confounder）：在流行病学研究中，这一关键概念涉及一个次要变量（称为混杂因素或混杂变量），它既与暴露相关又与感兴趣的研究结局相关，并且不是暴露到结局因果链上的中间变量，由它引发的系统误差叫混杂偏倚。混杂因素可以完全或部分解释流行病学研究中暴露和结局之间的关联。即混杂因素 C（中间第 3 个变量）与暴露因素 E 和研究结局 D 均相关，研究过程如果没有考虑混杂因素 C，可能会歪曲暴露因素 E 和研究结局 D 的关联。例如，在 20 世纪 90 年代，一项研究发现女性使用口服避孕药与发生恶性黑色素瘤存在显著关联。但进一步发现这类药物的使用者年纪较小，并且比非使用者更频繁地暴露在阳光下。研究对日晒时长这一因素进行调整后，发现口服避孕药与发生恶性黑色素瘤关联强度（OR 值）降低。在这项研究中，日晒时长既与使用口服避孕药的可能性有关，也与恶性黑色素瘤的发生有关，在本研究中是一个混杂因素。只有通过随机对照试验才能完全控制混杂，因为这可以在各组之间均衡地分配已知和未知的潜在混杂因子。在观察性研究中，可以通过匹配或调整变量控制可能的混杂因素（本书第 3 章深入讨论了混杂因素的影响）。

混杂比（Confounding ratio）：是流行病学研究中的一个重要术语，表示在未经调整混杂因子前的相对危险度或比值比与调整后的这一参数的比值比。该值量化了混杂因子造成的混杂程度（比值为 1 表示没有混杂）。例如，在一项比较两种口服避孕药与静脉血栓风险关联性的队列研究中，在对避孕时间进行调整前后，得出的相对危险度估计值分别为 4.2 和 1.7。混杂比为 4.2/1.7，即 2.5，这表明在这项研究中，避孕时间是一个混杂因子。

活性成分（active ingredient）：当某药物给予生物体后能够引起或可能引起一个或多个药效学效应时，我们称之为“活性成分”。这种活性不一定意味着有治疗效果。有些物质可以引起一个或多个药效学效应，但没有任何治疗作用。活性成分可以被定义为：对药物中的部分或全部实际或预期效果起关键作用的物质。

获益（Benefit）：这是一个重要的词汇，通常与获益 - 风险比的确定相关。获益通常指的是个体或人群由于某种干预（例如药物治疗）所带来的益处或正面结果。预期的获益可以量化表示，并通常会估计达到这种益处的概率。在药理学中，获益这一术语经常用来评估治疗的效果，如果计算风险，这个表达式就变成了获益 - 风险比。非常重要的是，当监管机构决定批准某个药物上市时，它们的获益应该超过风险（即有利的获益 - 风险比）。

获益 - 风险比（Risk-benefit ratio）：这是一个与新药或药物新适应证的上市审批有关的非常重要的概念。在判断与药物或非药物治疗相关的风险的可接受性时，获益 - 风险比代表了对治疗获益的考虑。这一概念既可应用于个体层面（即特定患者对该治疗策略的可接受性），也可应用于群体层面，即通过比较一组参与者在治疗获益和不良反应风险方面的预期或观察结果。

机会（Chance）：某件事情随机发生的可能性大小。可以通过概率进行量化，此概率可以任意确定，也可以通过计算得到。例如，概率为 0.7 意味着在特定的时间段内，一个事件有 70% 的机会发生。

基线风险，背景风险（Baseline risk，background risk）：该概念对于临床研究非常重要，表示在未暴露于研究因素的人群中测量到的某事件发生风险。这个术语通常用来指代一般人群中估计到的某事件发生风险，但实际上，更准确地说它是一种参考风险（测量的人群除了暴露外，在所有方面都与暴露人群相同）。进行药物流行病学研究时，了解这些信息非常重要。

集群，集群现象（Cluster，clustering）：描述在某一特定地区（称为空间集群或地点集群）、某一特定时间段（称为时间集群或时段集群）或在特定的时空维度（称为时空集群）内，某一事件的发生频率超出预期。

记录链接（Record linkage）：将两个或多个互补文件的信息进行汇集的过程，这些文件通常存储于计算机以便进行流行病学分析。例如，疾病登记数据（更多信息请参见第 2 章）可用于选择某种疾病的患者，并从处方记录中确定他们之前可能使用过的药物。反过来，处方记录可用于识别。每一个接受某药物治疗的人，医院记录可用于确定因某事件住院的人。记录链接技术试图完善每个参与者的可用数据。因此，这些被链接的记录涵盖同一人群的记录信息，并能从不同数据集清晰地识别同一个体。

假设（Hypothesis）：指在测试之前暂时接受的提议。

假阳性（False positive）：是指没有患所研究疾病但诊断试验结果为阳性的个体。以此类推，该术语也用于监测方法检测到定义的终点事件，或错误地将事件的发生归因于关注的危险因素（例如，使用特定药物）时。

假阴性（False negative）：是指患有所研究疾病但诊断试验结果为阴性的个体。以此类推，该术语也用于检测方法没有检测到所定义的事件时。

简化临床试验（Simplified clinical trial，SCT）：这是一种特殊的实验设计，它保留了比较疗法时的随机分配的原则，但在选择参与者、监督试验过程和质控数据记录方面采用了不太严格的标准，以简化试验的实施，降低试验成本，最终纳入更多参与者，并接近现实的治疗条件。SCT 不能取代获得新药上市批准（NDA）所需的临床试验，通常是在获得 NDA 后才进行。某些类型的简化试验与实效性试验类似。所有 SCT 都是基于一个或多个队列的前瞻性观察性研究。

交叉试验，交叉研究（Crossover trial，crossover study）：是一种特殊类型的对照研究，在其中参与者的暴露状态会随时间变化。每个参与者依次经历暴露和非暴露状态（或反之），每个参与者都成为自己的对照（详见第 3 章内容）。状态的改变可以是基于研究方案来施行的（即交叉试验），或者在没有干预的情况下观察到（即观察性交叉研究）。在临床交叉试验中，会比较参与者在两种治疗（A 和 B）下的状态，治疗可能会重复进行，并且有时两种治疗之间可能会有一个无治疗的间隔期（洗脱期）。为了尽量减少研究内容的自然演变（例如，疾病的自发改善或恶化、气候或季节的影响等）的影响或避免从一种治疗到另一种治疗的延滞效应，最好采用随机分配治疗。交叉研究在药物流行病学中也被广泛使用。

交互作用（Interaction）：在药理学中表示由于同时使用另一种物质（无论是否有药性）或存在其他因素（如年龄），引起的药物获得的或预期的效果的改变（无论是有益、还是有害）。如果第二种药物在药代动力学上改变了第一种药物（不论何种浓度），从而改变了其组织浓度（例如，通过加速或减缓肝代谢或肾排泄），则称之为“药代动力学”相互作用。在“药效学”相互作用中，第二种药物不影响第一种药物的药代动力学，而是通过抑制其药理作用（拮抗作用）或增强其药理作用（协同作用）与第一种药物发生相互作用。在流行病学中，“交互作用”（或效应修饰）一词用于指一个因素的存在或一个变量的值改变了暴露所产生的效应，即暴露与事件发生之间的关联强度（例如，通过相对危险度量化计算）因另一个因素（称为“效应修饰因子”）的存在与否而不同。观察到相互作用有时可以识别风险人群。例如，在一项评估药物使用与急性胰腺炎发生之间关联的病例对照研究中，计算出整个参与者组的 OR 为 3。根据年龄进行分层后，65 岁以下的参与者的 OR 为 1.8，65 岁及以上的参与者的 OR 为 5.2。因此，年龄是发病风险的修饰因子，65 岁以上的参与者是这一不良反应的高危人群。此例也适用于饮酒这一暴露因素。

拮抗作用（Antagonism）：指的是两个变量的值趋于相反方向。尽管某些关系可能仅仅是偶然的或由随机因素产生，但“关联”这一术语大多数情况下是指在统计上有显著意义的关系。正如上文提到的，即使统计上存在显著的关联，也不必然表示问题变量和测量参数之间有因果关系。

结局（Outcome）：暴露于因果因素或治疗干预的预期或测量的结果。

解剖治疗化学分类系统（Anatomical Therapeutical Chemical Classification，ATC）：是由 WHO 药物统计方法学合作中心提出的国际药物分类系统，最初由挪威奥斯陆的北欧药品委员会制定。它最初的目标是结合已定义的日常剂量，对比不同国家之间的药物使用情况。随后，该分类系统成为药物分类的主要参考，并被用于其他用途。

解释性试验：实验性对照试验（Explanatory trial：Experimental controlled trial）。这一重要术语存在于解释性试验中，该试验比较（在标准化条件下）两个或两个以上随机化组成的组，因此这两组被认为仅在所研究因素的状态方面存在差异（关于该术语的进一步解释，请见第 3 章）。解释性试验是所有病因学分析的确定性参考依据。它在临床药理学（如随机对照试验）和分析流行病学中都被广泛运用。

金标准测试（Gold standard test）：在医学和统计学中，该术语通常代表在合理条件下可获得的最佳的诊断测试或基准测试。有时，金标准是指不受限制的情况下可能最准确的测试。假设理想的金标准测试具有以下特点：对是否存在疾病的灵敏度为 100%（它能识别出所有患有明确定义的疾病过程的个体，不会出现任何假阴性结果），特异度为 100%（它不易错误地把未患病的人识别成患有该疾病，即不易误诊；不会出现任何假阳性结果）。

决定因素（**Determinant**）：在流行病学中，指可影响事件或疾病的发生概率，或人群的健康状态的因素。这些因素可以单独或与其他因素联合影响结局；然而，“决定因素”与“风险因素”相比，特指与疾病有因果关联的因素。

绝对危险度（**Absolute risk**）：表示人群因暴露于感兴趣的因素而面临的风险。绝对危险度结合了该人群在未受暴露时的风险（背景风险、参考风险）以及由暴露导致的风险（超额风险、归因风险）。该术语在第 3 章的正文中给出了定义，并在第 4 章中通过具体案例进行了解释。

开放式研究，开放式试验（**Open study**，**open trial**）：根据不同作者的说法，开放式研究有以下不同含义：

- 非对照、非比较性研究。
- 基于动态样本（即更新样本）的研究。
- 非盲法、对照或非对照研究。

可归因的（**Attributable**）：是一个形容词，表示某种情况是由于暴露于某个风险因子或使用药物治疗所致。例如，患者中的大部分头痛病例可归因于他们的癌症治疗或癌症本身。

可归责性、可归因性、个案因果关系评估（**Imputability**，**attributability**，**case-by-case causality assessment**）：表示在特定患者中对药物治疗与不良事件发生之间可能存在的因果关系的估计。可归因性分析的目的是确定某一特定药物引起患者出现的不良反应这一假设的可信程度。因此，这种评估严格个体化，不代表药物对人群的绝对或显著的潜在危害。目前已有多种方法标准化估算过程，从而减少观察者间差异和观察者内差异，这些方法有的基于算法（经典的归因方法），有的基于条件概率理论（如贝叶斯方法）。前者在常规监测中使用较多，利用给定标准的顺序评估，从而计算出可归因性得分。

可预防性（**Preventability**）：这个术语在药物警戒中非常重要，因为人们观察到许多药物不良反应是可以预防的（见本书前言）。这个术语是指治疗策略（通常是药物治疗）的某些不良反应的可避免性。如果按公认的建议（例如，关于是否治疗、疗法选择、剂量、持续时间等的建议）来治疗，则不会发生不良反应，我们称这类不良反应是“可避免的”或“可预防的”。一项关于可预防性的研究旨在验证、列举和描述可预防的不良反应，并提出预防措施，以降低与药物治疗相关的风险。

可追溯性（**Traceability**）：这对药物不良反应的追踪非常重要，其代表了追溯一个包装或一批药物尤其是生物仿制药从生产、储存到给药过程的能力。要确保药物的可追溯性，就必须采取各种手段，以便随时找到所有包装及其现在或过去的使用者。可追溯性已成为血液制品和从人类血液中提取的药物的一项法律要求。

离散变量（**Discrete variable**）：与连续变量不同，离散变量指的是一个变量只能在其变化范围内取到某些整数值（例如，每对夫妇的孩子数、疾病的发作次数等）。

罹患率（**Attack rate**）：通常指在短时间内测量的累积发病率，并常用于描述一次流行病的暴发情况。更详细内容，可参见第 3 章。

理论基础（**Rationale**）：说明实施一项研究或进行一项分析的合理性。

历史性（**Historical**）：用于形容研究使用了预先记录的数据。例如，使用数据库对研究实施前发生的相关事件进行调查。在*历史性队列研究*中，从过去的某个日期开始追踪参与者一直到现在，目的是找到可能已经发生的事件。

历史性队列（**Historical cohort**）：根据预先记录的数据来确定和随访的人群队列，这些数据通常是为其他目的收集的（例如，人口数据库）。由于事件（包括事件已经发生并记录在案）发生在参与者暴露于感兴趣的危险因素之后，因此基于此类队列的研究仍是一种前瞻性研究。

连续性校正（**Continuity correction**）：是使用连续概率分布来近似离散分布时所做的调整（例如，使用基于正态分布或卡方分布的检验比较两个小样本中某一特性或事件次数的分布）。连续性校正的引入使得统计检验更趋于保守，降低了拒绝错误零假设的风险。但是，连续性校正总是会导致检验结果的某种偏倚。因此，当数据满足某些条件时，更建议使用基于适当概率分布的检验方法（例如，其中一个或多个观察值较小，如 Fisher 精确检验）。

临床试验（**Clinical trial**）：针对人类参与者所进行的研究，主要目的是发现或验证某个或某些药物在临床、药理和（或）其他药效动力学上的效果，和（或）识别其任何不良反应。同时，还研究调查药物在吸收、分布、代谢和排泄（即药代动力学）方面的特性，从而确认其安全性及有效性，并进而计算获益 - 风险比。在此，“临床试验”与“临床研究”两词具有同等含义（详见 ICH-E6《药物临床试验质量管理规范》）。

灵敏度（**Sensitivity**）：是指诊断试验用于确定*真阳性*（即检验结果呈阳性的患者）的比例。计算方法是*真阳性数*（a）除以进行诊断试验的疾病患者数（$a+c$），见表附录 2.2。

表附录 2.2　用 2×2 列联表计算灵敏度

	患病	未患病
试验阳性	a	b
试验阴性	c	d
	$a+c$	$b+d$

灵敏度为 1（100%）的检验结果在每次疾病出现时都呈阳性，即不会出现假阴性。以此类推，检验不良反应的方法的灵敏度是指该方法在人群中发现的不良反应病例的比例。例如，如果自发报告的与某种药物有关的肝损伤病例为 15 例，而实际发生的病例为 112 例，则该监测系统的灵敏度为 15/112 或 0.13。

零假设，检验假设（Null hypothesis，test hypothesis）：生物统计学中的一个重要术语，表示一个待检验的假设，在研究或计算结束时可能会被拒绝，而支持另一个备择假设。这两种假设都应事先明确说明。第一类错误指当零假设为真时，错误地拒绝零假设；而第二类错误指当零假设为假时，不拒绝零假设。

流失（Attrition）：用于描述前瞻性研究中，部分参与者由于各种原因（如死亡、失访、中途出现的疾病等），在预先定义的随访结束前退出研究。流失通常以百分比表示。例如，在一个包含 5000 名参与者的队列研究中，有 200 名参与者在预先定义的随访期结束前失访，那么流失率是 200/5000 × 100%=4.0%。在药物流行病学中，控制流失现象非常重要，因为它不仅可能导致统计效能降低，而且如果流失与研究关注的因素（如暴露与未暴露）有关，还可能引入显著的偏倚。

流行病学（Epidemiology）：这是一门研究疾病或任何其他生物现象与各种因素（如生活方式、环境或社会背景、个人特征等）之间关系的学科，这些因素会影响疾病发生的频率、分布和演变。大致可分为：

- 描述性流行病学：其目的是描述某个人群（例如，药物利用研究）。
- 分析性流行病学：其目的是研究人群中事件发生与特定特征（例如，暴露于某一危险因素）之间可能存在的关联（因果关系或其他关系）。

流行病学研究（Epidemiological study）：是指以描述人群的特征、行为或健康状况为目的的研究（即描述性研究），或以调查人群某一特征（例如，暴露于风险因素）与事件发生之间可能存在的关联（因果或其他）（即病因学研究）为目的的研究。根据分析的时间方向性，流行病学研究可分为三大类（见第 3 章）：

- 前瞻性研究或队列研究：在暴露开始后对人群进行随访研究，以调查暴露在多大程度上改变了事件发生的概率（从暴露到事件的因果推断）。
- 回顾性研究（如病例对照研究）：对发生事件的参与者的既往史进行暴露调查（从事件到暴露的因果推断）。
- 横断面研究：分析某一时间段人群的健康状况或特征，既不进行随访，也不分析过去的情况。

漏报，漏报系数（Underreporting，underreporting coefficient）：这通常是自发报告分析中的问题，是指在某地区特定时期内发生的不良反应病例中，未向被动监测系统报告的病例的比例。这可能是由多种因素造成的：观察者缺乏动机或时间、对事件缺乏诊断，或未将事件归因于某种药物。自发报告的有效性可以用报告病例的比例（报告的不良反应病例数除以同期人群中发生的病例总数）来量化。根据定义，这一比例最多等于 1（100%），在某些情况下，例如不良反应众所周知且不严重时，这一比例可能会非常低。该比例的倒数就是漏报系数，用报告的病例数乘以漏报系数来估算实际发生的病例数。例如，某药物上市第二年，报告了 20 例心律失常。后来发现在此期间实际发生了 100 例。报告病例的比例为 20/100=0.20（20%），漏报系数为 100/20=5。然而，尽管这些概念在理论计算和建模中很有用，但在实践中却很难知道实际发生的确切病例数，从而无法计算报告病例的比例或漏报系数，只能做出不同程度的估计。

率（Rate）：量化单位时间内某人群中某一事件的发生频率。发病率的定义包括对时间的限定（例如，每年每 10 000 名参与者中发生了 6 例病例）。当研究人群中每个人的随访时间不相同时，该事件的病例数通常与人时总和结合进行比较（例如，每 1000 人年 5 例）。这个分母是通过将人群中所有人的随访时间或暴露时间相加得到的。率的一个重要特征是，构成分子的病例（例如，发生事件的参与者）来自分母代表的人群。换句话说，只有那些预先被认为容易发生事件，并且以事件能被识别的方式进行观察的参与者才应被纳入分母。如需了解更多信息，读者可参阅 ICH-E9 关于临床试验统计原则的指南。

MedDRA：这是“国际药物监管活动医学字典”的缩写，代表了由国际药品注册管理大会选择和制定的标准化国际医学术语。因此，该术语词库已被大多数监管机构正式采用。它包括以前的不良反应术语表（WHOART 和 COSTART）中的所有术语，以及《国际疾病分类》（ICD）中的一些术语。它还包括医疗或外科手术过程和生活事件术语。

Meta 分析（Meta analysis）：这是一种统计方法。将几项针对同一主题的试验或研究结果结合起来，目的是获得更强的统计效能或更准确的估计值。Meta 分析最常用于临床试验（尤其是 Cochrane 协作组织），但也可用于药物流行病学（队列研究或病例对照研究）。例如获得更精确的相对危险度或比值比的估计值。然而，Meta 分析也有一些重大的局限性，如难以获得研究的数据来源、数据的真实性，关于相关主题的未知数量的研究可能尚未发表。该术语在第 3 章中也有讨论。

盲法（Blinding）：这是临床研究中的一个重要生物统计学概念，用于描述在研究方案中有意隐瞒某个个体或群体的实际暴露状态，以避免这些信息对研究结果产生的直接或间接影响。该方法旨在确保研究的客观性，避免暴露信息对结果产生偏倚。盲法在对照临床试验中应用尤为广泛。在单盲试验中，患者或研究人员不知道正在使用的治疗类型（例如研究中的药物、阳性或阴性参照物）；在双盲试验中，患者和研究人员均不知情；三盲试验则进一步要求，在揭盲前进行统计分析，分析者在统计分析时并不知道比较治疗的类型。为了实现盲法，通常需要制备外观完全一致但成分有差异的特定药物，这些药物的具体成分（例如，活性成分或安慰剂）仅为研究的组织者所知，直到研究结束或出于安全原因需要揭盲时才公开。在药物流行病学中也经常使用盲法，例如在病例对照研究中，为了避免知道参与者的暴露状态而影响研究者的判断，研究者会在不知道参与者暴露状况的情况下评估其是否可以纳入。

描述性研究（Descriptive study）：是药物流行病学中的一个重要术语，是一类流行病学研究的统称，该类研究的目的是识别某个现象，描述频率分布和（或）在不同的亚组人群中的分布和变化趋势，而不涉及确定其原因或决定因素。尽管描述性研究与病因研究之间的划分可能存在一定的主观性，但可以确定的是，描述性研究大多数时候采用的是前瞻性策略（如队列研究），且事先不设立对照。

敏感性检验，敏感性分析（Sensitivity testing，sensitivity analysis）：是一种利用模型来探究改变一个或多个变量的值对最终结果的影响的统计方法。这种检验常用于决策，例如，在不同的暴露人群风险值假设下，计算应纳入研究的病例数或样本量。

模型（Model，modeling）：表示一般复杂过程或系统的简化表示。通过这种方式，对新药的研究通常会进行动物模型的试验，这些动物模型应在一定程度上真实地代表人类疾病的情况。“模型”一词也指根据不同变量的值来预测疾病或事件发生概率的数学公式（如 logistic 模型、Cox 模型等）。

目标人群（Target population）：该术语有两种不同的含义，用于表示：

- 公共卫生干预所针对的人群，特别是有可能接受特定治疗的人群。这一目标人群并不一定与实际接受治疗的人群（称为联合人群）相对应。
- 样本的估计结果可以合理外推到的人群。

NDA：指“new drug approval”即“新药上市批准”的首字母缩写。

内在可归咎性（Intrinsic imputability）：该术语定义了在特定患者中，对药物发生不良事件的责任程度的分析，而不考虑这种推论的不良反应的恶名程度。因此，这种分析只考虑了从观察到的病例中得到的信息。

匹配（Matching）：表示使两组（例如，队列研究中的暴露组和对照组，或病例对照研究中的患病组和非患病组）在某些变量的分布方面尽可能具有可比性的过程。这些变量可能是混杂因素，若不调整会使统计分析的结果产生偏倚。匹配包括为研究中的每个参与者选择一个或多个对照组，使得在匹配变量方面具有可比性。例如，在病例对照研究中，如果我们认为年龄可能是一个混杂因素（因为它与定义病例的疾病和暴露于感兴趣因素的有关)，则两组（病例和对照组）在年龄分布方面应具有可比性。要做到这一点，可以为每个招募的病例选择一个或多个对照组。匹配只涉及已知的预后变量，无法达到随机化的效果，随机化是唯一能够确保已知和未知的预后变量在被比较组中平均分布的方法。对变量进行匹配会导致无法探究该变量对研究结局的影响。

偏倚（Bias）：是流行病学研究中的一个重要术语，指一种逻辑或程序上的误差，导致对真实结果的错误呈现。监管意义上，偏倚是系统误差，在特定方向上改变参数估计。与偏倚不同，随机误差没有方向性，其大小决定了估计值的精确度。混杂（*confounding*）是一种特殊的偏倚，可以在研究分析阶段考虑或纠正。选择偏倚和信息偏倚会改变数据的相关性或真实性，在分析阶段无法进行控制。本书中提到的常见偏倚可分为 3 类：选择偏倚（入院偏倚、伯克森偏倚、诊断偏倚、名声偏倚、生存偏倚）、信息偏倚（访谈者偏倚、回忆偏倚）、解释偏倚［聚合偏倚、混杂、处方偏倚（或指示性偏倚）、特发性偏倚，反向因果偏倚］。上述偏倚对药物流行病学研究的影响将在第 3 章讨论部分进一步阐述。

频率（Frequency）：表示人群中事件总数的量化（即患病率）或仅在研究期间发生的那些病例的量化（即发病率）。该术语通常用于表示相对频率，即与研究人群的规模和随访时间相比的事件的病例数。在这种情况下，频率与患病率或发病率同义。

评估，评价（Assessment，evaluation）：这是一个重要的术语，旨在基于通常预先定义的相关标准，对某参数、药物或治疗策略的价值进行估算或评定，同时充分考虑可获取的数据。例如，监管机构的 NDA 委员会，会在完整考察所有临床前及临床试验的基础上，按照既定标准，进行新药的获益 - 风险比的评估。此外，“评估”亦可表示此类评价活动的具体成果或结论。

期望人数（Expected number）：表示在特定时期特定人群中，预期观察到某一事件的病例数量。计算公式为该人群中的调查单位数量 n（例如，参与者数量、风险期数量等）乘以所考虑的每个单位事件发生概率 p。例如，如果多发性硬化症的年发病率为 30/100 万，那么在 50 万参与者中每月的期望人数（假设发病率为常数）是（30/1 000 000）×500 000 ÷ 12 = 1.25。例如，在给定观察概率的情况下，期望事件数量的预测区间可以定义在给定概率下可能观察到病例数的取值范围。

前瞻性（Prospective）：这个术语涉及未来。该术语适用于从某一给定日期开始随访人群，以检测该日期之后可能发生的事件的研究。因此，队列研究往往是前瞻性的。“前瞻性队列”这个看似冗余的术语有时被用来指代研究人群在研究开始被确定并纳入，并一直被随访到未来的队列，这样的队列与“历史性队列”正好相反。

前瞻性研究（Prospective study）：这种流行病学研究纳入研究人群后随访，以探究可能出现的现象。因此，这个术语与“队列研究”同义，可以为基于单个队列的描述性分析或两个及以上队列相比较的病因分析。

潜伏期（Latency period，latent period，latency）：表示从开始暴露于风险因素到事件发生之间的时间间隔。由于潜伏期往往意味着暴露与事件发生之间存在因果关系，因此潜伏期的含义通常比“延迟发病”更严格。事实上，“潜伏期”指的是由暴露引发但很晚才出现症状的静默过程，比如癌症。

人群 - 时间（Population-time）：一个人群的随访或暴露时间的总和。该术语有时用来表示用于计算发病率的人时。

人群归因危险分数（Attributable fraction of the risk in the population）：指在一个确定的人群（如某地区、国家、城市等）中，由于部分人群暴露于特定因素而产生病例的比例。因此，归因危险分数表示如果消除了这种暴露，该人群中病例风险会减少的比例。归因危险分数（AFR）是通过将整个人群中的事件风险与该人群中未暴露参与者的风险之间的差值除以整个人群的风险计算获得。在公共卫生领域，此参数可以估计，通过消除某种风险因素（例如，撤回市场上的某种药物）可以避免的某个特定事件或疾病的病例比例。例如，假定与利妥昔单抗（Rituxan）使用相关的进行性多灶性白质脑炎（PML）的相对危险度是5%，且有1%的人群暴露于此药物，那么这一人群中的AFR为0.004。这意味着在这一人群中，4.0%的PML病例可以归因于利妥昔单抗，如果消除对此药物的暴露，该部分人群将不会患PML。只有当总体中暴露与未暴露的参与者的特点与用于计算相对危险度或比值比的参与者的特点相同时，这种估计才有效。此外，对于暴露的定义和条件（如剂量、持续时间等），它们应与计算相对危险度时所采用的定义和条件完全一致。

人时（Person-time）：表示人群中每个成员随访时间的总和，通常用作发病率的分母。当参与者之间的随访时间不同时，这一单位尤为有用。可以用人年、人月、人周或人日表示。在药物警戒中使用自发报告的数据时，通常根据销售数据粗略估计治疗持续时间，而不是随访时间，并以治疗日（治疗天数）、治疗月（治疗月数）或治疗年（治疗年数）来表示。例如，每10万个治疗月中有12个病例意味着，在研究期间和地区内，在药物治疗的累计持续时间为10万个月期间，报告了12例事件。这并不表示每个个体药物治疗持续时间的信息：10万个治疗月可能相当于10万名参与者治疗了1个月，304万参与者治疗了1天，或8333名参与者治疗了1年。治疗时间很可能因参与者而异。

入院偏倚，转诊偏倚（admission bias，referral bias）：该内容已在第3章中

讨论。考虑到相关信息的重要性，在此简要整合并阐述选择偏倚的概念。选择偏倚指的是参与者具有的与研究参数相关的特定特性，会影响其在医疗系统中住院或被招募作为参与者的概率。因此，研究样本中的参数与源人群相比，可能被过度高估或低估，从而导致测量结果出现偏差。这种偏倚可发生在队列研究或病例对照研究中。

删失（Censoring）：在前瞻性研究中，该术语指的是研究人群中一定数量的参与者结局信息的缺失。这些参与者在研究期间尚未出现预定的研究结局，但由于随访时间不足或不完整，无法确定他们后来是否出现了该结局，这部分信息被视为"删失"。造成删失的原因有很多，如参与者失访、出现与研究无关的意外或自然死亡、参与者进入队列时间较晚、研究提前终止等。例如，研究调查500名使用新型抗癌治疗药物［治疗前列腺癌的阿比特龙（Zytiga）］的患者的5年复发率，其中220名患者在5年结束时仍然存活且未复发，148名在随访期间复发，而132名并未完成5年随访但在随访期内未复发。对于这132名患者，无法得知在5年内的其他时间是否会复发。此外，删失还可以是关于某一日期前所关注的参数的信息缺失。例如，在研究利妥昔单抗（Rituxan）对风湿性关节炎患者的效果时，无法得知这些患者在收集信息前是否使用药品B（塞来昔布，Celebrex）。对于这些参与者，这部分信息被认为是删失的。在进行最终的数据分析时，是否应该考虑这些删失的信息，需要根据具体情况来决定。

上市后观察性研究（Postmarketing observational study）：使用各种方法监测和评价已上市药物安全性的过程。通常研究日常生活中的大规模用户群体，目的是确定由于临床试验规模太小、时间太短或未能全面反映真实生活而在上市前被遗漏的药物不良反应（详见第3章）。

设计，研究设计（Design，research design）：是研究计划、研究程序、研究策略或研究方案的统称。

申办方（Sponsor）：是指支持研究项目（研究或试验），并对其结果感兴趣的个人或组织。

生存偏倚（Survival bias）：是指参与者暴露于相关因素导致其生存时间改变，从而改变了参与者被纳入研究的概率的一种偏倚。因此，暴露在幸存者中的比例可能过高或过低，使得估计结果出现偏倚。例如，如果某药物会导致心律失常，并造成立即死亡的结局，那么暴露于该药物的病例活到足以接受随访时的概率将低于未暴露于该药物的病例。这很可能会导致低估病例的暴露程度，从而低估与该药物相关的风险。如果该药物诱发的心律失常的早期死亡率低于其他原因诱发的心律失常，则结果正好相反。详情请参阅第3章；此外，第4章中有具体的偏倚案例及其对研究结论的影响。

生态学（Ecological）：此类研究和分析的数据不是通过特定研究方案选择单个或多个人群获得，而是基于地区或国家级别的群体水平数据（聚合数据）。需要注意的是，这些数据通常并非专为此类研究而收集。此方法的优势在于，无需进行特定数据收集即可快速地探讨大量研究假设。然而，由于缺乏个体水平特征信息及其可能的风险因素暴露情况，该方法易导致研究结果存在偏倚或被错误解读。以努纳武特（Naubvut）的一项研究为例，研究者通过国家统计资料发现，随着新药处方的增加，梅毒致死率也相应上升。这种现象可能与新药带来的特定风险有关，但也有可能只是因为该地区在某段时间内某些传染病的发病率上升，导致对该药物的需求增加。

生物仿制药（Biosimilar biologic drug or biosimilar）：这是一种已被证明与已获得销售授权的生物制品（称为参比生物制品）高度相似的药物。在加拿大，它们曾被称作后续进入生物制品（subsequent entry biologics，SEBs）。BBD 的上市批准基于与参比生物制品的全面比较，且可能在参比生物制品的专利和数据保护期到期后进入市场。

失访（Lost to follow-up）：在前瞻性研究中（如临床试验或队列研究），由于未知原因在某日期后无法获知结果，因此未对参与者进行计划期内的完整随访。从最严格的意义上讲，有参与者后续会随访信息，但其详尽程度和可靠性不符合方案中规定的质量标准，这种情况也被视为失访。失访会影响临床试验的有效性，因此应尽量避免。

时点患病率（Point prevalence）：在很短的趋近于零的时间间隔内，特定人群中发现的病例数量。

时间窗（Time-window）：是指在流行病学研究的设计或分析中所考虑的相关时间间隔（更多信息见第 4 章中的案例报告）。在病例对照研究中，必须事先确定病例组和对照组既往可能暴露于相关风险因素的时间段。例如，如果认为肝损伤不可能在连续服药后 7 天内或 2 个月后发生，那么暴露者开始服药的时间只能在肝损伤首发症状出现前 7 ～ 61 天之间。用于描述暴露特征的时间窗根据某个指示或参考日期来定义，例如，事件发生日期或病例的首发症状日期。同等地，必须为对照组定义一个相应的日期。在队列研究中，时间窗定义的是暴露开始后的一段时间，在此期间调查相关事件的发生情况。例如，一种 X 射线造影剂可能会诱发肝癌。根据文献中的数据，这一事件可能发生在注射该造影剂后的 5 ～ 15 年之间。这个时间间隔构成了一个适当的时间窗，可用于比较暴露和非暴露人群中肝癌的发病率。如果相关事件的致病机制或危险作用记录不全，则很难先验地选择时间窗口，不恰当的时间窗会使风险估计值出现严重偏倚。

实效性试验（Pragmatic trial）：这种类型的试验包括使用先验选择的实用型

标准来评估一种治疗与现有治疗的整体治疗价值。因此，这类试验在原则和目的上不同于解释性临床试验，解释性临床试验的目的是证明在标准化条件下治疗的内在疗效和（或）耐受性。理想情况下，在Ⅲ期临床试验之后进行实效性试验，此时可供比较的治疗方法和策略已经使用了一段时间，并且为医生所熟知。实效性试验如解释性试验一样随机分配治疗方式，但患者和医务人员都知道这些治疗的性质，这样可考虑常规照护关系，指导开处方者在充分了解处方背景的情况下做出更好的治疗决定。然而，如果试验评价判定标准带有主观性，未采取盲法可能是一种限制。从最严格的意义上说，这类试验不存在不能得出结论的可能性。采用效果最好的治疗方法（权衡利弊），而不进行统计检验，也不存在无法得出结论的可能性（极端情况下，这相当于接受 0% 的第二类错误和 100% 的第一类错误）。另一方面，最大限度地减少第三类错误是一种错误，即采用两种方案中较差的一种，需要计算和招募足够数量的参与者。

实验的（Experimental）：用来形容研究者为了研究目的有意改变事件自然进程的策略。经典的实验设计包括人为创建两个组（例如，通过随机化分配暴露因素），这两组中可能影响预测量的变量相同，只是在暴露状态上有所不同。在这些严格的条件下，两组之间观察到的任何统计学显著性差异（无法用抽样变异解释）都可以归因于所研究的因素。在临床研究中，这些修改预先通过研究方案确定。典型的实验设计是Ⅲ期临床试验，在该试验中，通过随机化分组的方式使各组具有可比性。

事后分析（Post hoc analysis）：在数据收集之前没有预期或描述的分析。这种分析可以根据监管机构提出的关注或要求进行。此类型的分析得到加拿大《食品和药品管理条例》中 C.01.016 规则的支持（更多信息请见第 2 章）。

事件（Event）：表示在参与者或人群中可观察到或研究的任何现象。在药物警戒中，“事件”是指一种期望或不期望出现的现象，无论它是否与药物的使用有关。该术语也用于比较在两个人群中出现的病例数量，其中一个人群未受到暴露；在没有暴露于危险因素（如使用药物）的人群中讨论“效应”是错误的。

试验方案（Protocol）：该方案应描述一个试验的基本原理、目标、方法和统计方法，并定义试验执行和分析的条件。这一定义也适用于流行病学研究，包括观察性研究方法。试验方案（将程序形式化，使其可被其他研究者复制）并不一定会限制正常的护理条件或事件发生的自然进程，除非方案规定了一个附加元素作为研究要求并对上述条件或过程产生影响。

数据库（Database）：是药物不良反应主动监测的重要工具，代表了一组通过专业软件可以访问的使用逻辑连接的数据或文件。这些数据可以根据不同的标准进行分类，例如地理来源（人口数据库）、暴露因素（例如，使用特定药物的人群)、疾病状况等。大型人口数据库，如 Canada Vigilance 和 WHO 数据库，收集了数百万人的信息，为药物流行病学研究提供了丰富的观察性数据资源。第 2 章有更多相关信息，第 4 章提供了数据库使用的具体案例。

数据完整性，数据一致性（Completeness of data，consistency of data）：在药物警戒中，这两个术语用于表示所收集数据的信息价值。这种价值取决于数据的数量及其在相关性和真实性上的质量。例如，数据不完整可能会妨碍对不良事件的归因性分析，因为在文献资料不充分的情况下，研究药物使用与某事件发生之间的因果关系十分困难，甚至可能存在错误判断的风险。这种不足可能会影响药物警戒中对药物不良反应的被动监测。

双侧检验，双尾检验（Two-sided test，two-tailed test）：这是一种统计检验，原假设的拒绝区域位于该假设的两侧。选择双侧检验是保守的，因为与单侧检验相比，双侧检验需要纳入更多的样本，才能有一定的概率（统计功效）检验得到变量之间的差异。如果我们对双侧的拒绝区感兴趣，这种检验就更可取。

随访（Follow-up）：包括建立前瞻性监测，以确定个体或人群中某一事件的发生。该术语仅适用于监视方法有效且与所研究的事件相关的情况。

随机（Random）：在这种情况下，结局不是由干预导致的（如某种药物的处方），而是偶然的，可以用适当的概率模型来描述。例如，随机选择研究的对照、随机发生的不良事件等。

随机化（Randomization）：这是生物统计学中的一个重要概念，表示完全由概率决定或指定。例如，在临床试验中，随机分组通过随机数表或计算机程序来决定每个参与者接受哪种治疗，而无需主观干预。随机化是唯一能保证可能会使计划分析产生偏倚的已知或未知变量在各组间均衡分布的方法。只有在这个框架内，统计检验才是严格可靠的。如需了解更多信息，读者可参阅 ICH-E9 关于临床试验统计原则的指南。

随机误差（Random error）：表示样本中估计的参数值与其真实值的偏差。与偏倚不同，这种偏差不是系统性的（在一个给定的方向上），而是随机性的，可以用适当的概率模型来描述。因此，在随机样本中测量的参数值可能是一定的数值范围，与在总人群中测量的真实值存在一定的差异。这组反映抽样变化的估计值可以通过适当的概率分布进行预测，并构成该参数测量的预测区间。例如，如果与某种药物治疗相关的血小板减少症的风险是 3‰，那么在对 2000 名接受治疗的患者进行随访时，预计会出现 6 个病例。同样地，围绕样本测量值构建置信区间，可最大限度地减少对参数真实值得出错误估计的风险。如需了解更多信息，读者可参阅 ICH-E9 关于临床试验统计原则的指南。

所需样本量（Required sample size）：是指在对照研究中需要包含的研究人

数，以确保进行具有足够功效（原假设非真时，拒绝原假设的概率）的假设检验。计算样本量需要准确说明原假设、备择假设、统计检验类型和可接受的第一类错误水平。单侧检验需要的样本量通常比双侧检验更小，样本量计算通常基于正态分布。详细信息可参考 ICH-E9 指南。

探索性研究（Exploratory study）：是指事先并未明确定义研究目标的研究。“探索性”一词一般适用于科学上完全合理的研究，用于对一种新药的效果一无所知的情况，或者为了明确是否适合进行某项研究或改进其方案（即可行性研究）。

特定率（Specific rate）：指在给定的人群亚组中计算出的发病率或患病率。例如，在分层和标准化方法中，根据给定变量的值或根据是否满足给定标准，计算每个亚组的特定率。

特发性偏倚（Protopathic bias）：这歪曲了风险因素（例如，使用特定的药物）的暴露与不良事件发生之间的关联估计，这一偏倚是由于暴露实际上是在事件发生后开始的，或者至少是首次出现事件的表征后开始的。这种偏倚的最明显和最严格的情形为药物的使用或处方甚至可能是由感兴趣疾病最初症状的出现引起的。例如，呼吸困难是肺纤维化的最初症状，如果经常因呼吸困难而开具心血管药物，心血管药物可能会被错误地认为是导致肺纤维化的因素。

特异度（Specificity）：是指诊断试验中真阴性（即检验结果为阴性的未患病者）的比例。计算方法是用真阴性数（d）除以进行检验的未患病者人数（$b+d$），见表附录 2.3。

表附录 2.3　用 2×2 列联表计算特异度

	患病	未患病
试验阳性	a	b
试验阴性	c	d
	$a+c$	$b+d$

特异度为 1（100%）的检验在未患病情况下结果总是阴性的，即不会出现假阳性。以此类推，检测方法的特异度是指其发现病例的能力，而不会出现假阳性。

替代终点（Surrogate endpoint）：该终点在临床研究中非常重要，替代终点的选择往往很困难，需要判断选择的标准是否能预测另一种更可靠的标准的变化趋势，并在后者测量困难或不方便时（如因样本量、研究持续时间或伦理等原因）作为替代。这可以是一种生物标志物（如血糖水平、血细胞计数）、一种检查（如动脉压、肌电图）、一种成像方法（如 X 线、扫描或 MRI 结果、肿瘤的可视化）等。例如，激素替代疗法旨在降低更年期妇女的骨折风险，特别是由于骨质疏松症引起的骨折风险。采用降低压缩性骨折风险这一可靠标准判断新疗法的疗效需要进行 10 年以上的随访。而在初期通过比较骨矿物质密度的变化来判断疗效，可以大大缩短研究时间。替代终点只有在以下情况下才可被接受：

- 其评估结果可靠、明确、可重复。
- 替代终点与相关临床标准之间存在着明确和公认的关系。
- 替代终点的变化与相关临床标准的变化呈对等相关（强预测值），这意味着替代终点的有利或不利变化可预测相关临床标准的同方向变化（变化幅度也可相同），而且这种相关性已在研究人群中得到证实（更多信息见 ICH-E3）。药物警戒研究中也会使用替代终点（例如，周围神经病的肌电图、肝炎的转氨酶特异活性等）。

条件概率（Conditional probability）：指某事件的发生概率，在考虑了某个已知的事实或结果后，该概率值会发生变化。例如，已知某个参与者正在（或没有）使用抗抑郁药物，他使用苯二氮平的概率是多少？条件概率的理论基础来源于贝叶斯定理，其中，后验概率等于先验概率（即在分析某一文件、案例或某种状态之前对某事件发生概率的估计）与基于现有数据计算得到的一个或多个似然比相乘。

调整（Adjustment）：这是一种旨在最小化或消除一个或多个变量分布差异的方法。研究特定暴露与不良事件的因果关联，当这些变量可能是混杂因素时，对其进行调整尤为重要。调整过程通常在数据分析阶段进行，即在数据收集之后。因此，在计算发病率、相对危险度或比值比时考虑特定变量（如年龄、性别、体重指数）在人群中可能分布存在差异，就可以说是对该变量进行了调整（更多信息见正文）。调整可以使用多种统计方法，例如 logistic 回归模型或协方差分析。如果混杂因素的影响很大，则调整后参数的值可能与未调整的值相差很大。

同期的（Concurrent）：表示在研究开始后，采用前瞻性、回顾性或横断面的方法来调查某些发生的事件。“历史性”是指利用之前已经记录下来的数据进行研究的方法。“前瞻性”不应被误认为是“同期的”的同义词，它专指对某一人群进行随访的研究。

推断（Inference）：表示将测量结果或研究样本中的估计值外推到更大的人群（通常是从样本中抽取）。

网络（Network）：表示一组地理上不同的实体、个人或结构为了共同的目标而协作。在药物警戒或药物流行病学中，该术语可以指一群身份明确的自愿观察员（医生或药剂师）定期参加由单一组织协调的项目。其目的可能是确定或量化风险，或描述一种或多种药物的处方或使用情况。

围批准期研究，围批准期试验（Peri-approval study，peri-approval trial）：在药物获得批准之前或之后立即进行的一种研究或试验，目的是完成Ⅲ期临床试验，特别是在耐受性方面的试验。此类研究几乎总是采用队列研究的形式。这一概念对于维持药物生命周期的积极意义在于保证其安全性。

污名偏倚（Notoriety bias）：这是一种选择偏倚，如果参与者暴露于已知导致、被认为导致或可能导致感兴趣事件的研究因素，则该病例被报告的概率更大（更多信息参见第3章）。例如，这种偏倚在消化道出血的病例对照研究中非常典型。医疗保健提供者可能倾向于报告曾暴露于非甾体抗炎药的病例。

误用（Misuse）：是指药物的处方或使用不符合批准的推荐。因此，“误用”与“正确使用”相反，也与“滥用”相反，可能涉及处方者和使用者。

洗脱期（Washout period）：这一时期是指在停止治疗后药物的活性成分完全消失的时间段。为了使参与者恢复到基线状态，即假定药物的活性成分不再影响结局测量，足够长的洗脱期是必不可少的。洗脱期可以是纳入先前接受过治疗的参与者时让他们停止治疗的间隔时间，或在交叉研究中相互比较的治疗措施的间隔时间。

相对危险度（Relative risk）：是指暴露人群中估计的风险（绝对风险）除以对照人群（除未暴露外其余各方面特征均与暴露人群相似）中估计的风险（对照风险）（见第3章正文），是药物流行病学的重要术语。例如，假设接受某种药物（例如肿瘤药物）治疗的人患再生障碍性贫血风险为12.6/100 000，而同期未暴露人群的对照风险为7/1 000 000，则RR为（12.6/100 000）/（7/1 000 000）=18，即这一时期使用这种药物患再生障碍性贫血的风险是不使用该药物的18倍。RR表示暴露示某一风险因素（如药物治疗）与某一事件发生之间的关联强度。与1无显著差异的值表示没有关联，大于1则表示与暴露有关的风险增加，小于1的则表示暴露会产生保护作用。RR值与1的差异越大，关联就越强。在计算RR值时，最好给出相应的单侧或双侧置信区间。例如，在上面的例子中，RR值18的双侧95%置信区间为（0.4，31.2），即这个区间有95%的机会包含该暴露的RR真实值。详细信息可参考ICH-E9指南。

相加效应（additive）：表示两个或两个以上因素联合产生的效应等于每个因素单独使用时的效应之和。在药理学中，该术语用于描述两种或多种药物之间的相互作用，特指其治疗效果或不良反应之和。在流行病学中，它指的是各个因素所产生的效果或风险的总和。

效果（Effectiveness，effective）：指在处方和使用的真实条件下药物治疗效果。

效力（**Efficacy，efficacious**）：是关于新的药物获得市场批准的核心术语，表示药物产生预期效应的能力。一个药物如果能产生预期的治疗效应，就可以被称为“有效”的。需要明确“活性”和“有效性”之间的区别。“活性”多指那些能产生药效的物质或成分，它们可能导致某种治疗效果，例如具有药理活性的活性成分。“有效性”则是指在标准化或实验条件（如临床试验）下，某个药物已被证实具有治疗效果。此外，“效力”与“效果”是不同的，后者指的是在实际的处方和使用条件下，即在上市后的背景中证明的药物的治疗效果。

效能，统计效能（**Power，statistical power**）：表示当零假设不真时，假设检验能够拒绝零假设而支持备择假设的概率。统计效能是第二类错误的互补概率。若差异确切存在，统计效能则定义了假设检验揭示两种检验方式之间给定差异的能力。效能取决于希望检测到的总体参数之间的差异，所选择的允许犯第一类错误的概率，以及研究样本量。

效应，反应（**Effect，reaction**）：它代表由于某种暴露（特别是与药物的接触）所引起的某种状态的变化（如治疗效果或出现不良反应）。如果与暴露（即药物）的因果关系未被确立或至少未被强烈怀疑，则应使用“事件”这个词，因为“效应”暗示了该事件是由暴露引发的。

协同作用，协同效应（**Synergism，synergy**）：一种交互作用类型，即一个因素对研究变量的影响因另一个因素的存在而增强。在药理学中，我们通常会做出以下区分：

- *叠加效应*，即产生的效应等于每种药物单独效应的总和。
- *部分叠加效应*，即产生的效应大于药物的单独效应，但小于每种药物的效应之和。
- *协同效应*，即产生的效应大于每种药物单独效应的代数和。
- 严格意义上讲，“*叠加效应*”是指两种药物通过相同的机制发挥作用，而“*协同效应*”是指两种药物作用于不同靶点。在流行病学中，“*协同作用*”或“*协同效应*”通常表示一种乘法模式，产生的效应大于每个因素单独效应之和。

信号（**Signal**）：代表事件超过预期频率或强度，在监测过程中被认为值得关注（见第4章中信号发现的具体案例，以加深对该术语的理解）。在实践中，当参数值（如事件的病例数、发病率等）与预期值或正常值不同时，就会用到该术语。经过验证（如*信号强化*）后，信号即为实施决策或开展相应研究的预警。在药物警戒中，“*信号*”指的是关于不良事件与药物之间可能存在因果关联的报告，而这种因果关联在最初是未知的或记录不完整的。通常需要多次报告才能产生一个信号，这取决于事件的严重程度以及这些报告中提供的病史、实验室、伴随用药等信息的质量。

信息偏倚，观察偏倚（Information bias，observational bias）：指由于在收集有关测量参数的信息方式上存在系统差异，对某一风险因素（如，使用某种药物）与某一不良事件发生之间的关联性的估计失真。回忆偏倚和访谈者偏倚属于信息偏倚的两种类型。

选择偏倚，样本失真偏倚（Selection bias，sample distortion bias）：是对风险因素（如使用药物）与事件发生之间关联估计的失真，其原因是样本测量结果不具备外推到目标人群的代表性。如果由于系统性的选择错误，导致样本中相关事件的代表性过高或过低，就会出现选择偏倚。例如，在队列研究中，如果研究方案导致（在目标人群中）优先选择出现事件风险较高或较低的参与者，就会出现这种情况。在病例对照研究中，选择偏倚会导致参与者（病例组或对照组）在研究因素的暴露方面不具有目标人群的代表性。

延滞效应（Carryover effect）：该效应是指未能正确归因于早期暴露，但其对生物体的影响在停止暴露后仍持续存在的某一事件或效应。此种延滞可能源于药物在体内的持续浓度或由治疗导致的长期生物学改变。在对多个连续治疗效应进行比较的研究，以及参与者作为自身对照的研究或试验（如交叉试验或交叉研究）中，延滞效应尤为关键。为规避此现象，可以在待比较的治疗周期之间安排足够长的治疗间隔（称为洗脱期）。

严重（Serious）：根据ICH和《食品和药品管理条例》的监管定义，严重通常用来形容致命或危及生命、导致住院或延长住院时间、永久或暂时性功能障碍或丧失能力、癌症或先天性异常的事件或不良反应。因此，该术语评价的是事件或影响的后果，而重度（severe）则量化了其强度。严重的定义见ICH-E2A，其中建议将以下后果视为严重事件：

- 死亡。
- 事件发生时患者的生命受到威胁。
- 需要住院或延长住院时间。
- 严重和持久的残疾（意味着生活不能自理）。
- 先天性异常或围产期危象。
- 对患者有明显风险，需要治疗或干预以预防上述5种并发症中的任何一种。

严重程度（Severity）：指不良事件的强度，与严重（serious）不同，严重的前提是不良事件会导致死亡或发病。不良事件或症状的严重程度分为以下3级：

- 如果不影响患者的日常活动，则为轻度。
- 如果日常活动受到干扰，则为中度。
- 如果无法进行日常活动，则为重度。

研究时序性（Directionality）：指的是流行病学研究中关于时间的参考方向，包括前瞻性、回顾性或横断面研究。

研究者（Investigator）：通常应申办方的要求，根据预先确定的协议来定义代表申办方开展研究的个人或组织。在多中心研究中，涉及不同地点的多名研究者，必须确定其中一名研究者为主要研究者。关于研究者的法律定义，读者可参阅附录 3 的食品与药品法案和法规。

阳性预测值（Positive predictive value）：诊断试验呈阳性的参与者患病的概率。阳性预测值的计算方法为：真阳性数（a）除以检测结果为阳性的次数（$a+b$），见表附录 2.4。

表附录 2.4　用 2×2 列联表计算阳性预测值

	患病	未患病
阳性试验	a	b
阴性试验	c	d
	$a+c$	$b+d$

样本（Sample）：代表为研究目的而选择的人群子集。如果要将测量结果外推到更大的人群，则该子集应尽可能代表总体人群，至少在可能影响要测量的参数的主要特征方面具有代表性。理想情况下，应从整个对照人群中随机抽取参与者来形成样本。由于这在药物流行病学中可行性较低，因此应牢记选择偏倚的可能性。

药代动力学（Pharmacokinetics）：这类研究可以确定药物在生物体（人或动物）内定性和定量方面的转归。药代动力学关注的是药物及其可能的代谢物在给药后或服药期间在血液和某些生物组织中的浓度变化。

药理学（Pharmacology）：这是研究药物和生物体之间相互作用的学科。"相互作用"一词应理解为药物对生物体的影响（药效学、治疗效果）和生物体对药物的影响（药代动力学、代谢）。临床药理学是研究药物在人体内的转归和作用的学科。

药物不良反应，不良反应和不良效应（adverse drug reaction，adverse reaction，and adverse effect）：指的是在正常剂量下，用于预防、诊断或治疗疾病（治疗）或用于调节生理功能的药物引发的有害且非预期的反应。此定义不包括与意外或故意过量相关的事件。与"不良事件"不同，"药物不良反应"意味着与治疗之间存在确定或被强烈怀疑的因果关系（请参考正文中对因果关系评估的定义）。根据药物的已知信息，这些不良药物反应可以被归类为预期的或意外的。如果想深入了解，可以参考之前的药物警戒术语词汇表，它包含了与此相关的更多信息和其他可能与药物流行病学有关的术语。

药品，药物，医药，医疗产品（Drug，medication，medicine，medicinal product）：这一术语指任何可以给予人类或动物的单一物质或物质组合，其目的是进行医学诊断或修复、调整或改变生理功能。除了用于治疗特定疾病或症状的物质，该术语还涵盖了疫苗、造影剂、用于诊断的药物、静脉注射液、血液制品以及口服避孕药等其他相关制品。

药物成瘾，药物依赖性（Dependence，pharmacodependence）：表示个体因高度优先使用一种或多种精神活性物质而出现不同强度的行为、认知和生理反应，它的核心特征为一种强迫的连续或定期的用药行为。决定这种依赖及其后续问题的因素可能源于生物学、心理学或社会学方面。需要注意的是，依赖状态本身并不一定有害，但当个体为了满足依赖自我给予药物，其剂量可能导致身体或行为上的异常，从而对社会和公共卫生构成威胁则定义为“有害”。“药物依赖性”这一术语越来越多地被“药物成瘾”所替代。

药物经济学（Pharmacoeconomics）：这类重要的流行病学研究涉及对使用药物所产生的医疗经济学后果的评估。这种评估可在将药物投放市场之前（预测性研究）或之后进行，可能包括与另一种策略进行比较。评估可使用预测性模型、解释性或实用性临床试验或观察性研究。

药物遗传学（Pharmacogenetics）：该术语旨在研究药物的药效或药代动力学因生物体的遗传特征而产生的变化。由于药物的大部分作用部位和转化方式是由基因决定的，因此多态性可能会导致不同个体对特定药物的新陈代谢或反应出现差异。例如，在癌症或其他疾病中，因为他们拥有特定种类的受体从而对特定药物有反应，但对于那些没有这种受体的患者来说，治疗的反应要小得多。药物遗传学是帮助我们向个性化医学迈进一大步的学科。

药效学（Pharmacodynamic）：与药物的活性有关，药效学领域的目标是描述、量化和解释一种药物在生物体内引起的一系列效应。

药效学效应（Pharmacodynamic effect）：是指在生物体内服用某种药物后产生的一种有机的或生物的、可量化、可重现的、通常与剂量相关的表现。观察到药效学效应并不一定意味着存在治疗效果。

一般人群（General population）：代表地理上定义的人群（例如，一个城市、地区或国家的居民）。这种人群通常有异质性，可能包括具有非常不同特征的参与者。因此，在一般人群中估计的风险、发病率或患病率可能与在特别设定的参照组中测量的风险、发病率或患病率大不相同。

医源性（Iatrogenic）：反映了由医疗保健提供者或医学治疗引起的健康问

题。“医源性”包括经证明对健康有害或可能有害的医疗干预的所有后果（例如，诊断错误、不适应的预防或处方、治疗行为的并发症）。“药物医源性”是指经证明对健康有害或可能有害的药物（无论是处方用药还是自我用药）的所有后果。因此，其范围比预期或非预期的不良反应更广泛，因为它还包括经证实的适应性差的无效治疗、处方环境引起的效应（*反安慰剂效应*）以及依赖状态的产生。

依从性（Compliance）：依从性对于一项研究是否成功至关重要，其代表患者对治疗（药物或者其他方式）方案的遵守程度。这些方案通常由开具处方的医疗专家所制定。然而，它也有更为广泛的定义，不仅包括药剂师在分发药物时的使用建议，还涵盖了 PM 和药物包装上的内容。如果患者的行为与预期大致相符，就称该参与者具有较好的依从性；反之则称为不依从。尽管有时难以评估依从性大小，但了解参与者的依从性对于描述人群的暴露情况以及解释某些治疗失败或不良事件的原因至关重要。

意向性分析（Intent-to-treat analysis）：是一种疗效或耐受性研究中考虑所有可评估患者的统计分析方法。与符合方案分析（仅保留按照方案接受治疗的参与者的分析）相反，意向性分析从他们被纳入研究时就考虑所有参与者接受的治疗（例如，在平行试验中，一旦他们被分配了随机化代码），即使参与者从未接受过规定的治疗，也没有改变治疗时间、剂量或疗程，或者参与者离开研究或死亡。这种方法的最大优点是更好地反映医生与患者和患者与药物之间的实际（或未来）情况，但它更趋于保守（通过增加参与者之间的变异性，降低观察到组间有统计学差异的机会）。意向性分析可用于临床试验，包括对照和非对照试验，以及有盲法和非盲法试验。意向性分析方法也可用于前瞻性（队列）药物流行病学研究，以确认某种药物的疗效或描述其使用风险。有关此术语的更多信息详见 ICH-E9 关于临床试验统计原则的指南的读者资源部分。

因变量（Dependent variable）：这是一个重要的词，其值可能因为一个或多个自变量的存在和变化而变化。

因果关系评估方法（Causality assessment method）：如在第 2 和 3 章所讨论，这是一种标准化的评估程序，主要目的是评估特定患者中，药物的使用和不良事件之间是否存在因果关系及其可能性大小。

阴性预测值（Negative predictive value）：表示诊断试验结果为阴性的参与者未患病的概率。阴性预测值的计算方法是用*真阴性人数*（d）除以试验结果为阴性的总人数（c+d），见表附录 2.5。

表附录 2.5 用 2×2 列联表计算阴性预测值

诊断试验	患病	未患病	合计
阳性	*a*	*b*	*a*+*b*
阴性	*c*	*d*	*c*+*d*

预测区间（Prediction interval）：假设已知给定参数的真实值，基于 *n* 个样本的观测，则该区间表示以一定概率包含真实值的所有可能值集合。例如，如果在治疗过程中发生全血细胞减少的概率是 1%，如果对 1000 人进行抽样调查，预计会有 10 例病例。计算方法类似于置信区间，不同之处在于推理相反。置信区间是围绕观察到的参数构建的，并假定（以给定的概率）包括该未知参数的真实值。

预期药物不良反应，预期不良反应（Expected adverse drug reaction，expected adverse effect）：是指由药物引起的有害和未被预期的表现，其发生明显与药物的已知药理性质有关。"预期"这一词意味着对药物药理性质的了解使我们能够在一定比例的受治疗患者中预见到此类不良事件的出现。例如，使用袢利尿剂造成尿钾增多，使用阿司匹林引起出血时间延长。药物药理性质意味着这种效应会在相当一部分接受治疗的患者中被发现，它通常是剂量依赖性的，并且可在动物中全部或部分重现。从此意义上来说，预期不良反应与"副作用"是同义词，有时也被称为"A 型反应"。广义上，预期药物不良反应被视为与标签效应相同。实际上，当前的国际定义将预期不良反应指定为在加拿大 PM、药品特性摘要、包装上或临床试验 IB 中明确提及的表现。

源人群（Source population）：这是药物流行病学中非常重要的概念，指从中挑选出参与者的人群。源人群可以按地区（如城市、地区、国家等）定义，在此情况下，源人群与总人口相对应，也可按人口学特征（如是否患有某种疾病、是否接受过某种药物治疗等）来定义。当一组参与者的估计值被外推到整个人群时，源人群就相当于目标人群。

再激发（Rechallenge）：这是一个可归因的术语，用来表示参与者自愿或非自愿恢复使用先前疑似引起自身发生不良事件的药物（在类似的剂量、持续时间等条件下）。如果不良事件复发，再激发称为阳性，如果没有，则称为阴性，如果重复治疗的条件（如剂量、相关治疗、疾病演变等）不相同，则称不确定。这个术语在不良事件的因果关系评估中也非常重要。欲了解更多信息，读者可查阅 ICH-E2A，读者资源提供了该指南的链接。

诊断偏倚（Diagnostic bias）：是选择偏倚的一种，在药物流行病学研究中，指的是参与者是否暴露于研究感兴趣的风险因素，这可能会影响他们被确诊的概率。例如，在一个旨在探讨 Rituxan 药物与 PML 风险关系的队列研究中，医生知晓患者正在使用该药物后，可能会更为主动地检测与 PML 相关的症状。

真阳性（True positive）：指个体患有某种疾病，且该疾病检验结果呈阳性（另见：阳性预测值、灵敏度）。

真阴性（True negative）：指个体不患有某种疾病，且该疾病检验结果为阴性（另见：阴性预测值、特异度）。

正态分布，高斯分布（Normal distribution，normal law，Gaussian distribution）：正态分布是统计检验和计算中最常用的概率分布（如置信区间的计算、平均值的比较、样本量的计算等）。然而，这些计算和由此得出的推论的有效性要求所考虑的变量在所研究的人群中服从正态分布。在近似的情况下（如用正态分布来近似二项分布），建议验证该近似值的有效性（即样本量足够大且预期事件数量不太小）。

指示性混杂，处方偏倚，处方引导（Confounding by indication，prescription bias，prescription channeling）：某一药物（或某一类别药物）会优先开给本身就有较高或较低风险出现相关事件的参与者，由此而造成的混杂会导致错误地估计药物与结局事件之间的关联。例如，如果一种新型非甾体抗炎药被描述为对消化系统更耐受，它就会主要被推荐给有胃肠出血风险的参与者使用，则可能会观察到该药物引起的胃肠出血事件发生率异常增高。反之，一种被正确或错误地传说认定为对消化系统不耐受的药物，可能会更多被推荐给胃肠出血风险较低的参与者。

志愿者（Volunteer）：指在充分了解研究的目标、限制条件和可能存在的风险后，自愿同意参与临床研究的人群。需要强调的是，在未征得参与者同意的情况下，法律上不能强迫其参与研究。参与者在参加临床研究前必须签署一份知情同意书（informed consent form，ICF）的文件。

质量调整生命年（Quality Adjusted Life Years，QALYs）：QALYs 表示因实施治疗策略而延长的生命年数与参与者同期生活质量的平衡。因此，在 QALYs 的比较中，确保生存时间较短但质量更好的治疗可被视为是更优的。对于许多类型的疾病，特别是在心脏病学和肿瘤学中，评分可以量化患者的不适感，从而将生存时间转换为 QALYs。QALYs 尤其适用于成本 - 效用研究。

治疗（Treated）：这一术语适用于在预期治疗获益允许的条件下（如适应证、剂量、治疗时间等）使用药物的个体。这些条件并不一定与某种不良反应风险的暴露条件相一致。因此，患者既可以接受治疗并暴露于药物，也可以接受治疗但不暴露于药物，或者暴露于药物但不接受治疗［如果治疗的剂量和（或）疗程不足以获得预期治疗获益］。

治疗获益（**Therapeutic benefit**）：是指与实施治疗策略有关的，预期的或测量的个体或人群的健康状况的改善，无论这种改善是否涉及医疗。这种改善可以是立即或延迟的，短暂或永久的，但必须与个人获益或公共健康相关，并根据足够可靠的标准进行评估（如降低死亡率或发病率、提高生活质量等）。

治疗效应（**Therapeutic effect**）：指使用某种药物后，参与者的健康状况得到了可测量的改善，这可以用一种或多种药理特性来解释。根据药物的药理特性和患者对治疗的反应，这种改善可以是即时的或延迟的、短暂的或持续的。

治疗药物监测（**Therapeutic drug monitoring**）：是指根据目标值的范围，或根据个别患者的药代动力学参数或人群药代动力学研究得出的数学模型，利用血浆药物浓度来调整个别患者的药物剂量。

治疗指数（**Therapeutic index**）：这对于已知具有较低治疗指数的药物尤为重要，代表了在特定适应证下具有毒性的药物剂量与具有治疗效应的药物剂量之比。理论上讲，该指数越大，药物使用的安全性就越高。对于治疗指数较低的药物来说，毒性剂量与疗效剂量接近，因此应非常精确地调整剂量。

置信度（**Confidence**）：代表某一估计、陈述或结论反映真实情况的可能性。在其最为严格的定义中，这种确定性对应 100% 的置信度。95% 的置信度意味着在 100 次尝试中有 95 次是正确的，或者最多接受 5% 的错误风险。

置信区间（**Confidence interval**）：该术语在药物流行病学研究中尤为重要。是指在样本中测量一个参数的值，这些值具有一定的概率（称为“置信度”）包含真实但未知的值（如果对整个原始数据进行测量，则可知）。这种计算是基于推论的，意味着在固定的置信区间下，参数的真实值位于区间的上下限之间。如果计算出区间的上下两个界值，则此置信区间被称为双侧（双尾），例如（0.025，0.17）；若仅计算区间的一个界值，而另一个界值是预先设定的，则该置信区间被称为单侧（单尾），例如（0，0.07）或（12.9）。例如，如果对 1800 名使用某种药物的人进行随访，随访期间内观察到 4 起事件，则事件发生率 4/1800 或 0.002，使用 Poisson 分布计算双侧 95% 置信区间为（0.0006，0.006），这表示治疗期间，该事件真实发生的风险在 100 次中有 95 次介于每 10 000 人中出现 6 ~ 60 例（有关置信区间的更多具体案例，请见第 3 章）。

中间终点（**Intermediate endpoint**）：这是一种先验地预测相关临床终点的判断标准，可用于代替临床终点来评估治疗策略的疗效或耐受性（见 ICH-E9 关于临床试验统计原则的指南）。这意味着疗效或耐受性只有在基于相关临床终点的研究或后续分析的基础上才能被最后确认。另一方面，在确定预测价值有效性后，也可使用替代终点来代替相关的临床终点。

中介变量（**Intermediate factor**）：指一种本身不构成原因的变量，但代表了从暴露到结局的效应链中的关键步骤。例如：某些药物可导致肝损伤，但不是通过直接作用，而是通过诱发低血压造成低灌注，从而导致肝缺氧。在这种情况下，低血压是一个中介变量。

专题研究（ad hoc study）：为了满足特定目标而专门设计的研究，通常是为了回答监管机构提出的某个具体问题。与此相对，有“多目的研究”，这种研究尝试回答多个、有时相互差异较大的问题，并对之前为其他目的收集的数据进行重新分析。当监管机构识别到某些安全问题时，可能会要求开展这种特别研究。具体可参见附录 3 中《食品和药品管理条例》的 C.01.019 条。

自变量（Independent variable）：指一种变量，其状态或数值会影响另一个变量的状态或数值。例如，在回归模型中，用一个或多个自变量（或解释变量）的值来预测因变量的值。

纵向研究（Longitudinal study）：该术语定义较为模糊，是指对一组或多组参与者进行随访的研究。纵向研究可被视为前瞻性研究的同义词，有些研究人员还将其视为队列研究的同义词。在实践中，“纵向”一词通常用于基于单一队列观察的描述性研究。最后，根据其他作者的观点，“纵向”一词可以指与横断面研究相对的任何前瞻性或回顾性研究，即在足够长的一段时间内研究一种现象或研究暴露与疾病之间的可能联系。

参考文献

Begaud B. *Dictionary of Pharmacoepidemiology*. John Wiley & Sons Ltd; 2000.

CIOMS Working Group Pharmacovigilance (2016). Available at: https://cioms.ch/pharmacovigilance/becoming-the-cioms-member/.

Guideline for Good Clinical Practice E6 (R1); 1996. Available at: http://www.ich.org/fileadmin/Public_Web_Site/ICH_Products/Guidelines/Efficacy/E6_R1/Step4/E6_R1__Guideline.pdf.

Health Canada: Good Pharmacovigilance Practices (GVP) Guidelines (GUI-0102) (2013). Available at: https://www.canada.ca/content/dam/hc-sc/migration/hc-sc/dhp-mps/alt_formats/pdf/compli-conform/gmp-bpf/docs/gui-0102_gvp-eng.pdf.

ICH guideline E2B (R3) on electronic transmission of individual case safety reports (ICSRs) - data elements and message specification - implementation guide (2013). Available at: http://www.ema.europa.eu/docs/en_GB/document_library/Scientific_guideline/2009/09/WC500002767.pdf.

ICH Harmonized Tripartite Guideline. Clinical Safety Data Management: Definitions and Standards for Expedited Reporting E2A; 1994. Disponible à http://www.ich.org/fileadmin/Public_Web_Site/ICH_Products/Guidelines/Efficacy/E2A/Step4/E2A_Guideline.pdf.

ICH Harmonized Tripartite Guideline. Choice of Control Group and Related Issues in Clinical Trials (E10); 2000. Available at: www.ich.org//choice-ofcontrol-group-and-related-issues-in-clinical-trials.pdf.

ICH Topic E 3: Structure and Content of Clinical Study Reports (1996). Available at: http://www.ema.europa.eu/docs/en_GB/document_library/Scientific_guideline/2009/09/WC500002832.pdf.

Samet JM, Wipfli H, Platz EA, Bavspar N. A Dictionary of Epidemiology. In: Porta Miquel, ed. *American Journal of Epidemiology*. Fifth Edition 170. 2009:1449.
World Health Organization. Available at: http://www.who.int/topics/epidemiology/en/.

（杨君婷　陈晓薇　吴昀效 译，刘诗迪 校）

附录3　食品与药品法案和法规

A)《食品药品法》

第12条：

任何人不得销售附表C或D中描述的任何药品，除非部长以规定的形式和方式表明生产该药品的场所以及其中的生产过程和条件能确保该药品的使用安全。有关《食品药品法》的更多信息，请参阅以下链接：http://laws-lois.justice.gc.ca/eng/acts/f-27/。

B)《食品和药品管理条例》：C部分——药品：第1章

1）禁止

C.01.016 除非生产企业符合C.01.017至C.01.019条中规定的条件，否则生产企业不得销售药品。欲了解更多信息，请参阅以下链接：http://laws-lois.justice.gc.ca/eng/regulations/C.R.C.%2C_c._870/。

2）严重药物不良反应报告

C.01.017　生产企业应在收到或了解信息后15天内（以较早者为准）向部长提交与以下严重药物不良反应有关的所有信息的报告：

（a）在加拿大发生的与该药品有关的任何严重不良反应；以及

（b）在加拿大境外发生的与该药品有关的任何严重的非预期的药物不良反应。

3）年度总结报告和个案报告

C.01.018

（a）生产企业应撰写一份年度总结报告，介绍其在过去12个月内收到或知悉的与该药品有关的药物不良反应和严重不良反应的所有信息。

（b）年度总结报告应当包含对该药品的不良反应和严重不良反应的简明而严谨的分析。

（c）在准备年度总结报告时，生产企业应根据第（2）条所述的分析结果，确定在报告期间关于该药品的风险和获益的了解是否发生重大变化，并将其结论纳入总结报告中。

（d）如果在准备年度总结报告时，生产企业认为发生了重大变化，则应立即以书面形式通知部长，除非已经通知。

（e）为了评估药品的安全性和有效性，部长可以书面形式要求生产企业向部长提交以下内容之一或两者：

（1）年度总结报告；

（2）与生产企业所知的有关药物不良反应和严重药物不良反应的个案报告。

（f）在给生产企业提供听证机会后，部长应根据情况合理地指定提交年度总结报告或个案报告（或两者）的期限，生产企业应在该期限内提交报告。

4）问题相关的总结报告

C.01.019

（a）为了评估药品的安全性和有效性，部长可以书面形式要求生产企业向部长提交一份与问题相关的总结报告。

（b）报告应当包括对该药品的不良反应和严重不良反应的简明而批判性的分析，以及所有或指定的不良反应和严重不良反应的病例报告，这些报告应涵盖生产企业已知的、与部长指示生产企业在报告中分析的问题相关的药物不良反应。

（c）在给生产企业提供听证机会后，部长应在合理的情况下指定提交报告的期限。只有当部长需要报告中的信息来确定该药品是否对人类健康构成重大和紧迫的风险时，部长才能指定少于 30 天的期限。

（d）生产企业应在规定期限内提交报告。

C）《食品和药品管理条例》：C 部分——药品：第 5 章，用于人体临床试验的药品

1）授权申请

C.05.005 根据本部分的规定，申办方为临床试验目的销售或进口药品的授权申请应提交给部长，由申办方在加拿大的高级医疗或科学官员和高级行政官员签署并注明日期，并应包含以下信息和文件：

（a）临床试验方案副本。

（b）在每份知情同意书中列出的声明副本，该声明说明了临床试验参与者因参与临床试验而对其健康产生的风险和预期获益。

（c）由申办方在加拿大的高级医疗或科学官员和高级行政官员签署并注明日期的临床试验证明，其中包含：

（1）方案名称和临床试验编号。

（2）药品的商品名称、化学名称或编码。

（3）药品的治疗和药理分类。

（4）药品的药用成分。

（5）药品的非药用成分。

（6）药品的剂型。

（7）申办方的名称、地址和电话号码，以及（如适用）传真号码和电子

邮件地址。

（8）如果药品是进口的，还须提供申办方在加拿大负责药物销售的代表的名称、地址和电话号码，以及（如适用）传真号码和电子邮件地址。

（9）每个临床试验地点的合格研究者名称、地址、电话号码，以及（如适用）传真号码和电子邮件地址（如在提交申请时已知）。

（10）每个临床试验地点审批了（a）条所述方案并批准了包含（b）条所述声明的知情同意书的研究伦理委员会的名称、地址和电话号码，以及（如适用）传真号码和电子邮件地址（如在提交申请时已知），以及

（11）一份声明：

（A）临床试验将按照《药物临床试验质量管理规范》和本条例进行，以及

（B）申请中包含或引用的所有信息均完整准确，不存在虚假或误导性内容。有关本规定的完整信息，请参阅以下链接：http://laws-lois.justice.gc.ca/eng/regulations/C.R.C.%2C_c._870/。

2）授权

C.05.006

（a）在第（c）条的规定下，如果满足以下条件，申办方可以销售或进口用于临床试验的药品（不适用于第（b）条所述的药品）：

（1）申办方已根据 C.05.005 条的规定向部长提交了申请。

（2）部长在收到申请之日起 30 天内未向申办方发送有关该药品的通知，表明申办方因以下原因不得销售或进口该药品：

（A）与申请有关的信息和文件

（i）未按照本条例提供，或

（ii）这些信息不足以让部长评估药品或临床试验的安全性和风险。

（B）根据对申请的评估、对根据 C.05.009 条提交的任何信息的评估或对任何其他信息的审查，部长有合理的理由认为

（i）为了临床试验的目的而使用该药品会危及临床试验受试者或其他人的健康。

（ii）临床试验违背临床试验参与者的最佳利益，或

（iii）临床试验的目的无法实现。

（3）对于每个临床试验地点，申办方已获得研究伦理委员会对 C.05.005（a）条所述的方案以及包含 C.05.005（b）条所述声明的知情同意书的批准；以及

（4）在临床试验地点销售或进口药品之前，如果申请时没有针对该临床试验地点提交 C.05.005（c）（9）和（10）条和 C.05.005（d）和（h）条所述的信息文件，则申办方应向部长提交这些信息文件。

（b）在第（3）条的规定下，申办方可以销售或进口用于临床试验的药品，包括：

（1）已根据 C.08.004（a）条颁发了合规通知（NOC）的新药，如果临床试验与该 NOC 的用途或条件相关。或者

（2）已根据 C.01.014.2（1）条分配了药品识别号的药品（新药除外），如果临床试验与该药品识别号所指定的用途或目的相关。

（c）在以下情况下，申办方不得销售或进口用于临床试验的药品：

（1）根据 C.05.016 或 C.05.017 条规定作出的任何暂停执行期间；或者

（2）根据 C.05.016 或 C.05.017 条取消后。

3）申办方的义务：药物临床试验质量管理规范

C.05.010 每个申办方应确保临床试验按照《药物临床试验质量管理规范》进行，并且在不限制前述规定的普遍性的前提下，应确保：

（a）临床试验科学合理，方案描述清楚。

（b）临床试验的进行和药品的使用符合方案和本部分的规定。

（c）每个临床试验现场实施保证临床试验各方面质量的系统和程序。

（d）每个临床试验地点在开始临床试验前，都要获得研究伦理委员会的批准。

（e）每个临床试验地点的合格研究者不超过 1 名。

（f）在每个临床试验地点，与临床试验有关的医疗护理和医疗决定均在合格研究者的监督下进行。

（g）参与临床试验的每个人都受过教育、接受过培训、拥有丰富的经验，有资格完成各自的任务。

（h）在符合适用法律的情况下，每个参与者在参与临床试验之前都获得书面知情同意，但是在此之前，应向参与者告知：

（1）参与临床试验对其健康带来的风险和预期获益，以及

（2）参与临床试验所需的所有其他方面信息，以便他能够做出是否参与试验的决定；

（i）符合 C.05.012 条中关于信息和记录的要求；以及

（j）药品的生产、处理和储存符合第 2 至 4 章（C.02.019、C.02.025 和 C.02.026 条除外）相应的良好生产规范。

4）非预期的严重药物不良反应报告

C.05.014

（a）在临床试验过程中，申办方应当按照以下方式向部长通报在加拿大境内或境外发生的与该药品有关的任何严重意外药物不良反应：

（1）如果既不致命也不危及生命，则应在获知信息后 15 天内报告；以及

（2）如果是致命或危及生命的疾病，则应在获知信息后 7 天内报告。

（b）申办方应在根据（a）（2）条通知部长后的 8 天内，向部长提交有关该信息的完整报告，其中包括对任何发现的重要性和影响的评估。

（c）C.01.016 至 C.01.020 条不适用于临床试验的用药。

5）暂停和撤销

C.05.016

（a）在遵守（b）条规定的前提下，如果部长有合理的理由相信以下情况，则应暂停销售或进口用于临床试验的药品的授权，无论是全部还是在单个临床试验地点的授权：

（1）申办方违反本条例或与该药品有关的法规规定。

（2）所提交的有关该药品或者临床试验的任何信息存在虚假或者具有误导性。

（3）申办方未能遵守《药物临床试验质量管理规范》。或

（4）申办方未能提供

（A）C.05.009 或 C.05.013 条所要求的药品信息或样本，或

（B）C.05.014 条规定的信息或报告。

（b）在不违反 C.05.017 条的前提下，除非满足以下条件，部长不得暂停上述（a）条所述的授权：

（1）部长已向申办方发出暂停授权意向的书面通知，说明是全部暂停授权还是暂停某个临床试验地点的授权，以及拟暂停的理由；

（2）申办方在收到（a）条所述通知后的 30 天内，未向部长提供信息或文件，证明不应因以下理由而暂停授权：

（A）导致暂停意向的情况不存在，或者

（B）导致暂停意向的情况已经得到纠正；以及

（3）部长已向申办方提供了（b）条中所述的发表意见的机会。

（c）部长应通过向申办方发送一份授权暂停的书面通知，说明暂停授权的生效日期，是否全部暂停或仅在某临床试验地点暂停以及暂停的原因。

（d）如果部长根据第（1）条暂停了授权，则部长应

（1）如果在暂停生效之日起 30 天内，申办方向部长提供信息或文件，

证明导致暂停的情况已经得到纠正，则视情况完全或在临床试验地点恢复授权；或

（2）如果在暂停生效之日起 30 天内，申办方未向部长提供（a）条所述的信息或文件，则视情况全部或在临床试验地点取消授权。

D）《食品和药品管理条例》：C 部分——药品：第 8 章，新药

1）定义

C.08.001 就本法和本部分而言，新药是指：

（a）含有或由某种物质组成的药品，无论是活性或非活性成分、载体、包衣、赋形剂、介质还是其他成分，该物质在加拿大作为药品销售的时间和数量不足以在加拿大证明该物质作为药品使用的安全性和有效性。

（b）由两种或两种以上药品组合而成的组合药品，可能包含或不包含其他成分，且此药品中该组合形式或这些药品组合的比例未在加拿大市场上以足够的时间和数量销售，因此无法证明该组合药品及其比例的安全性和有效性；或

（c）生产企业处方、推荐、建议或声称具有某种药品用途或某种药品使用条件，包括剂量、给药途径或作用持续时间，并且该药品尚未在加拿大销售足够时间和足够数量，以确定该药品用途或使用条件的安全性和有效性。

C.08.001.1 就本部分目的。

加拿大参考药品是指：

（a）根据 C.08.004 或 C.08.004.01 条颁布 NOC，并由该药品的创新者在加拿大销售的药品；

（b）在根据 C.08.004 或 C.08.004.01 条颁布 NOC 的药品因不再在加拿大销售而不能用于证明生物等效性的情况下，经部长认可，并可根据药品和生物利用度特性（如适用）进行生物等效性证明的药品，或

（c）经部长认可，并可用于与第（a）条所述的药品进行比较，根据药品和生物利用度特性（如适用）进行生物等效性证明的药品；有关本规定的完整信息，请参阅以下链接：http://laws-lois.justice.gc.ca/eng/regulations/C.R.C.%2C_c._870/。

2）禁止事项

C.08.002

（a）任何人不得销售或宣传新药，除非满足以下条件：

（1）新药生产企业已向部长提交了符合要求的与新药相关的 NDS、特殊用途 NDS、简化 NDS 或简化特殊用途 NDS。

（2）部长已根据 C.08.004 或 C.08.004.01 条的规定，向新药生产企业发出了有关呈文的 NOC。以及

（3）该申请的 NOC 未根据 C.08.006 条被暂停。

（b）提交的 NDS 应包含足够的信息和材料，以使部长能够评估新药的安全性和有效性。

有关本规定的完整信息，请参阅以下链接：http://laws-lois.justice.gc.ca/eng/regulations/C.R.C. %2C_c._870/。

3）授权

C.08.004

（a）在不违反 C.08.004.1 条的情况下，部长应在完成对 NDS 或简化 NDS 或其补充申请的审查后，

（1）如果该申请或补充申请符合 C.08.002、C.08.002.1 或 C.08.003 条（视情况而定）以及 C.08.005.1 条的规定，则发布 NOC，或

（2）如果该申请或补充申请不符合 C.08.002、C.08.002.1 或 C.08.003 条（视情况而定）或 C.08.005.1 条的规定，则通知生产企业该申请或补充申请不符合规定。

（b）如果 NDS、简化 NDS 或其补充申请不符合 C.08.002、C.08.002.1 或 C.08.003 条（视情况而定）以及 C.08.005.1 条的规定，生产企业可以通过提交附加信息或材料来修订该申请或补充申请。有关本规定的完整信息，请参阅以下链接：http://laws-lois.justice.gc.ca/eng/regulations/C.R.C.%2C_c._870/。

C.08.005

（a）在遵守第（1.1）条的前提下，尽管有 C.08.002 和 C.08.003 条的规定，新药生产企业可以将新药出售给符合条件的研究者。在满足以下条件的情况下，该新药可仅用于临床试验，以获得有关该新药的安全性、剂量和有效性的证据：

（1）在销售之前，生产企业已根据 C.08.005.1 条的规定向部长提交了临床前申请，其中包含以下方面的信息和材料：

（A）新药的品牌名称或建议的新药识别名称或代码。

（B）新药成分的化学结构或其他特定的组成识别信息。

（C）新药的来源。

（D）详细的临床试验方案。

（E）支持新药临床应用的调查结果。

（F）新药已知的禁忌证和注意事项以及过量服用新药的建议治疗方法。

（G）定量说明新药的所有成分。

（H）生产、加工和包装新药所使用的方法、设备、设施和控制措施。

（I）为控制新药的效力、纯度和安全性而进行的测试，以及

(J) 销售药品的所有研究者的姓名和资格，以及拟进行临床试验的所有机构的名称。

有关本规定的完整信息，请参阅以下链接：http://laws-lois.justice.gc.ca/eng/regulations/C.R.C.%2C_c._870/。

C.08.006

(a) 就本条而言，部长获得的证据或新信息包括任何人根据第5章或C.08.002、C.08.002.01、C.08.002.1、C.08.003、C.08.005条或C.08.005.1条的规定提交的任何信息或材料。

(b) 在以下情况下，部长可以通过向生产企业发出通知，在确定或不确定的期限内，暂停就NDS、特殊用途NDS、简化NDS、简化特殊用途NDS或任何上述申请的补充申请向该生产企业发出的NOC：

(1) 根据从以下方面获得的证据，证明该药品在申请或补充申请中所述的用途上是不安全的，如从

(A) 未在申请或补充申请中报告或者在NOC发出时部长无法获得的临床或其他经验的证据，或

(B) 采用新方法进行试验或者采用发布NOC时不合理应用的方法进行试验。

(2) 根据发布NOC后获得的新信息，缺乏实质性证据证明该药品在生产企业规定、推荐或建议的使用条件下将产生其所声称的效果。

(3) 申请或补充申请含有虚假事实陈述。

(4) 生产企业未建立保存所需记录的系统，或者多次、故意未保存此类记录。

(5) 根据发布NOC后获得的新信息，生产、加工和包装药品所使用的方法、设备、设施和控制措施不足以保证和保持新药的特性、强度、质量或纯度。

(6) 根据发出NOC后获得的新信息，药品标签在任何方面存在虚假、误导或不完整，并且生产企业在收到部长发出的书面通知，要求指明该标签在哪些方面存在虚假、误导或不完整后未予纠正；或

(7) 对于特殊用途的新药，生产企业未遵守C.08.002.01 (2) (b) (ix)条所提及的计划。

（陈 欣 译，刘诗迪 校）

附录 4　读者资源

Begaud B. Dictionary of Pharmacoepidemiology. John Wiley & Sons Ltd；2000.

CIOMS Working Group Pharmacovigilance. 2016. Available at：https：//cioms.ch/pharmacovigilance/

Cochrane Handbook for Systematic Reviews of Interventions. Available at：https：//training.cochrane.org/handbook.

European Medicines Agency Committee for proprietary medicinal products（CPMP）. Points to Consider on Switching between Superiority and Non-inferiority；2000. Available at：https：//www.ema.europa.eu/en/documents/scientific-guideline/points-consider-switching-between-superiority-and-non-inferiority_en.pdf

The European Network of Centers for Pharmacoepidemiology and Pharmacovigilance（ENCePP）. Guide on Methodological Standards in Pharmacoepidemiology（Revision 3）. Available at：https：//encepp.europa.eu/newsroom/news/third-revision-encepp-guide-methodological-standards-pharmacoepidemiology-2014-07-14_en?prefLang=it.

European Medicines Agency. Guideline on the Use of Statistical Signal Detection Methods in the Eudravigilance Data Analysis System；June 2008. https：//www.ema.europa.eu/en/documents/regulatory-procedural-guideline/guideline-use-statistical-signal-detection-methods-eudravigilance-data-analysis-system_en.pdf.

Food and Drug Act. Available at：https：//laws-lois.justice.gc.ca/eng/acts/F-27/.

Food and Drug Administration（FDA）. Guidance for Industry：Good Pharmacovigilance Practices and Pharmacoepidemiologic Assessment；March 2005. Available at：https：//www.fda.gov/media/71546/download.

Food and Drug Administration（FDA）. Guidance for Industry and FDA Staff：Best Practices for Conducting and Reporting Pharmacoepidemiologic Safety Studies Using Electronic Healthcare Data；May 2013. Available at：https：//www.fda.gov/files/drugs/published/Best-Practices-for-Conducting-and-Reporting-Pharmacoepidemiologic-Safety-Studies-Using-Electronic-Healthcare-Data-Sets.pdf.

Food and Drug Regulations. Available at：https：//laws-lois.justice.gc.ca/eng/regulations/c.r.c.，_c._870/index.html.

Guidance Document. Pre-market Evaluation of Hepatotoxicity in Health Products.

Available at：https：//www.canada.ca/en/health-canada/services/drugs-health-products/drug-products/applications-submissions/guidance-documents/hepatotoxicity-pre-market-evaluation.html.

Guidance Document. Conduct and Analysis of Comparative Bioavailability Studies. Available at：https：//www.canada.ca/en/health-canada/services/drugs-health-products/drug-products/applications-submissions/guidance-documents/bioavailability-bioequivalence/conduct-analysis-comparative.html.

Guidance Document. Information and Submission Requirements for Biosimilar Biological Drugs. Available at：https：//www.canada.ca/en/health-canada/services/drugs-health-products/biologics-radiopharmaceuticals-genetic-therapies/applications-submissions/guidance-documents/information-submission-requirements-biosimilar-biologic-drugs-1.html.

Health Canada Risk Management Framework. Available at：https：//www.tbs-sct.canada.ca/pol/doc-eng.aspx?id=19422.

Health Canada. Inspection Strategy for Clinical Trials；2002. Available at：https：//www.canada.ca/en/health-canada/services/drugs-health-products/compliance-enforcement/good-clinical-practices/guidance-documents/inspection-strategy-clinical-trials.html.

Health Canada. Good Manufacturing Practices（GMP）Guidelines - 2009 Edition，Version 2（GUI-0001）；2009. Available at：https：//www.canada.ca/en/health-canada/services/drugs-health-products/compliance-enforcement/good-manufacturing-practices/guidance-documents/gmp-guidelines-0001/document.html.

Health Canada. Post-notice of Compliance（NOC）Changes：Safety and Efficacy Document；2009. Available at：https：//www.canada.ca/en/health-canada/services/drugs-health-products/drug-products/applications-submissions/guidance-documents/post-notice-compliance-changes/safety-efficacy-2019/document.html.

Health Canada. Good Pharmacovigilance Practices（GVP）Guidelines（GUI-0102）；2011. Available at：https：//www.canada.ca/en/health-canada/services/drugs-health-products/compliance-enforcement/good-manufacturing-practices/guidance-documents/pharmacovigilance-guidelines-0102.html.

Health Canada. Guidance for Industry：Management of Drug Submissions and Applications；2011. Available at：https：//www.canada.ca/en/health-canada/services/drugs-health-products/drug-products/applications-submissions/guidance-documents/management-drug-submissions/industry/document.html.

Health Canada. Health Product Vigilance Framework；2012. Available at：https：//www.canada.ca/en/health-canada/services/drugs-health-products/reports-publications/medeffect-canada/health-product-vigilance-framework-health-canada-2012.html.

Health Canada. Guidance Document for Clinical Trial Sponsors：Clinical Trial Applications；2013. Available at：https：//www.canada.ca/en/health-canada/services/drugs-health-products/drug-products/applications-submissions/guidance-documents/clinical-trials/clinical-trial-sponsors-applications.html.

Health Canada. Inspection Strategy for Good Pharmacovigilance Practices（GVP）for Drugs（POL-0041）；2013. Available at：https：//www.canada.ca/en/health-canada/services/drugs-health-products/compliance-enforcement/good-manufacturing-practices/guidance-documents/inspection-strategy-pharmacovigilance-drugs-0041.html.

Health Canada. Products Monograph Guidance for Industry：Product Monograph；2017. Available at：https：//www.canada.ca/en/health-canada/services/drugs-health-products/drug-products/applications-submissions/guidance-documents/product-monograph/product-monograph.html.

Health Canada：Good Pharmacovigilance Practices（GVP）Guidelines（GUI-0102）. 2013. Available at：https：//www.canada.ca/en/health-canada/services/drugs-health-products/compliance-enforcement/good-manufacturing-practices/guidance-documents/pharmacovigilance-guidelines-0102.html.

ICH guideline E2B（R3）on electronic transmission of individual case safety reports（ICSRs）- data elements and message specification - implementation guide. 2013. Available at：https：//ich.org/page/e2br3-individual-case-safety-report-icsr-specification-and-related-files.

ICH Harmonised Tripartite Guideline. Preclinical Safety Evaluation of Biotechnology-Derived Pharmaceuticals（S6（R1））；2011. Available at：https：//database.ich.org/sites/default/files/S6_R1_Guideline_0.pdf.

ICH Harmonized Tripartite Guideline. Clinical Safety Data Management：Definitions and Standards for Expedited Reporting E2A；1994. Available at：https：//database.ich.org/sites/default/files/E2A_Guideline.pdf.

ICH Harmonized Tripartite Guideline. Statistical Principal for Clinical Trials(E9)；1998. Available at：https：//database.ich.org/sites/default/files/E9_Guideline.pdf.

ICH Harmonized Tripartite Guideline. Good Manufacturing Practice Guide for Active Pharmaceutical Ingredients（Q7）；2000. Available at：https：//database.ich.

org/sites/default/files/Q7%20Guideline.pdf.

ICH Harmonized Tripartite Guideline. Guidance on Non-clinical Safety Studies for the Conduct of Human Clinical Trials and Marketing Authorization for Pharmaceuticals（M3R2）；2009. Available at：https：//www.ema.europa.eu/en/ich-m3-r2-non-clinical-safety-studies-conduct-human-clinical-trials-pharmaceuticals-scientific-guideline.

ICH Harmonized Tripartite Guideline. Guideline for Good Clinical Practice E6（R1）；1996. Available at：https：//database.ich.org/sites/default/files/E6_R2_Addendum.pdf.

ICH Harmonized Tripartite Guideline. Choice of Control Group and Related Issues in Clinical Trials（E10）；2000. Available at：https：//database.ich.org/sites/default/files/E10_Guideline.pdf.

ICH Topic E 3：Structure and Content of Clinical Study Reports. 1996. Available at：https：//www.ema.europa.eu/en/documents/scientific-guideline/ich-e-3-structure-and-content-clinical-study-reports-step-5_en.pdf.

International Society for Pharmacoepidemiology（ISPE）. Guidelines for Good Pharmacoepidemiology Practices（GPP）. Pharmacoepidemiology and Drug Safety；2008. Available at：https：//www.pharmacoepi.org/resources/policies/guidelines-08027/.

Medical Devices Regulations. Available at：https：//laws-lois.justice.gc.ca/eng/regulations/sor-98-282/.

OCDE. OECD Principles on Good Laboratory Practice；1998. Available at：https：//www.oecd-ilibrary.org/environment/oecd-principles-on-good-laboratory-practice_9789264078536-en.

QT/QTc Interval Prolongation. Guidance for Product Monograph Content. Available at：https：//www.canada.ca/en/health-canada/services/drugs-health-products/drug-products/applications-submissions/guidance-documents/interval-prolongation.html.

Rothman KJ，Greenland S，Lash TL. In：Rothman KJ，ed. Modern Epidemiology. 3rd ed. Philadelphia，PA：Lippincott，Williams & Wilkins；2008.

Samet JM，Wipfli H，Platz EA，Bavspar N. A Dictionary of Epidemiology. Fifth Edition：Edited by Miquel Porta. Am J Epidemiol. 2009，170：1449.

Strom B，Kimmel S，Hennessy S，eds. Textbook of Pharmacoepidemiology. 2nd ed. Sussex：John Wiley & Sons；2013.

World Health Organization. Available at：https：//www.who.int/.